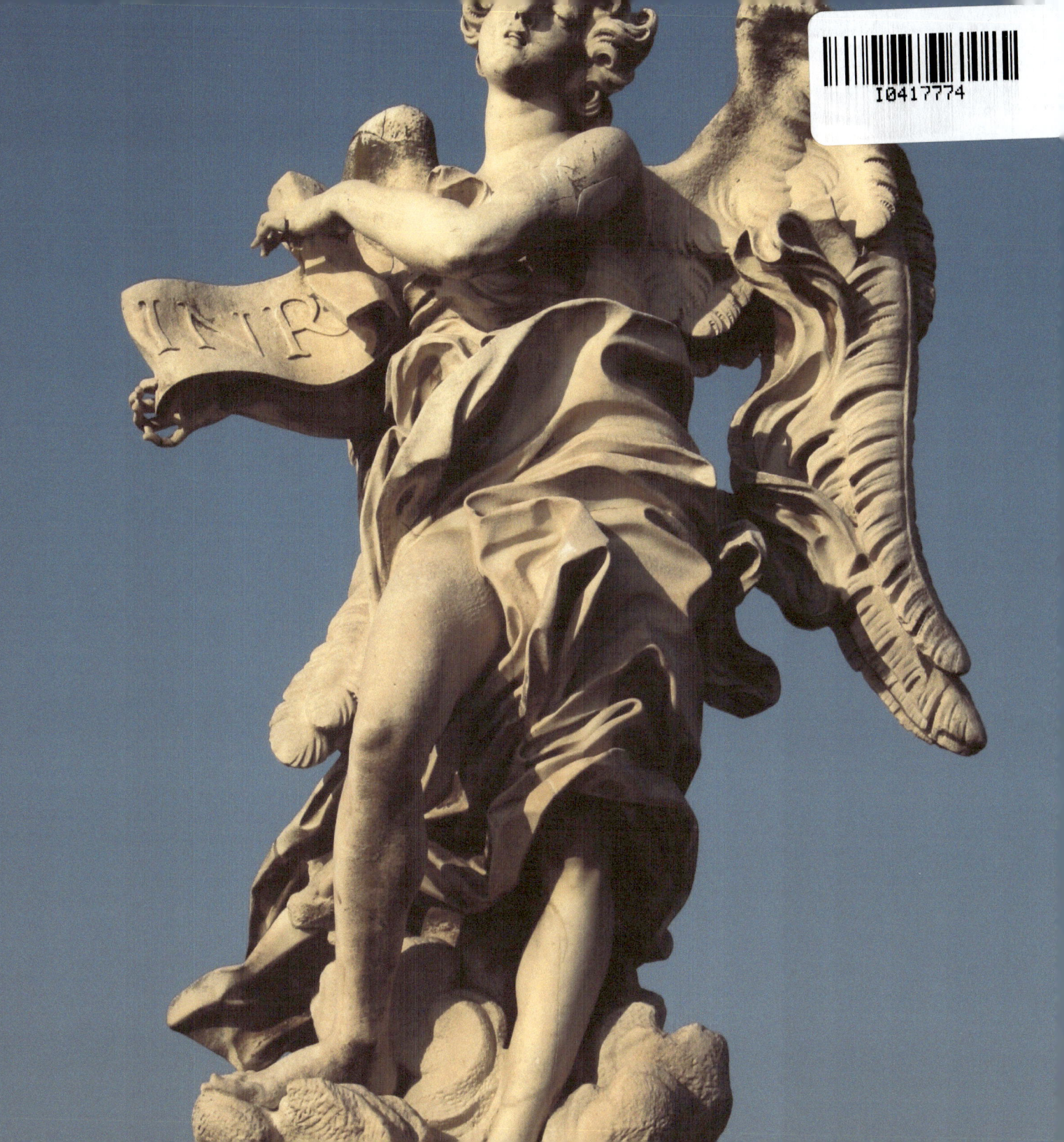

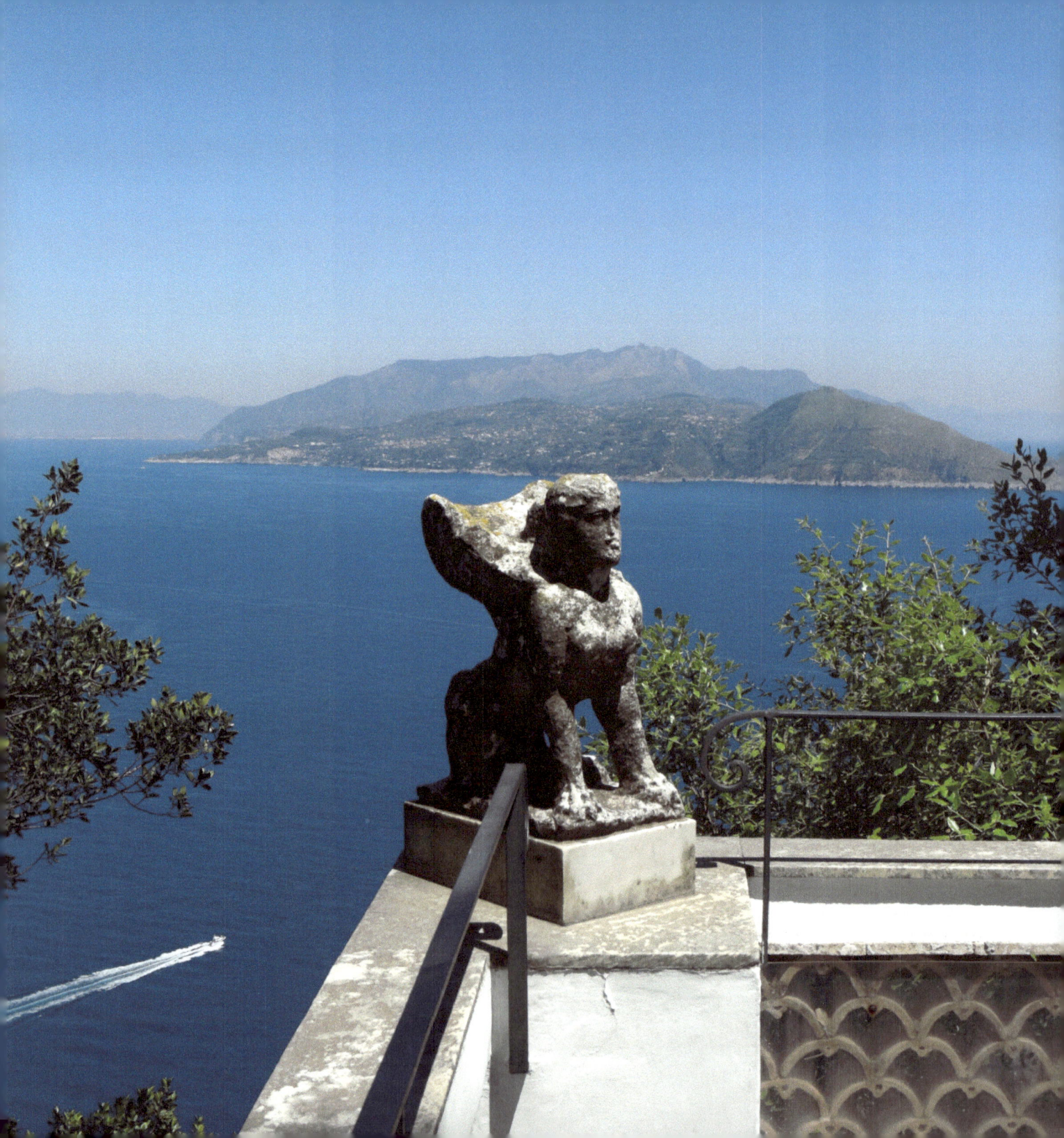

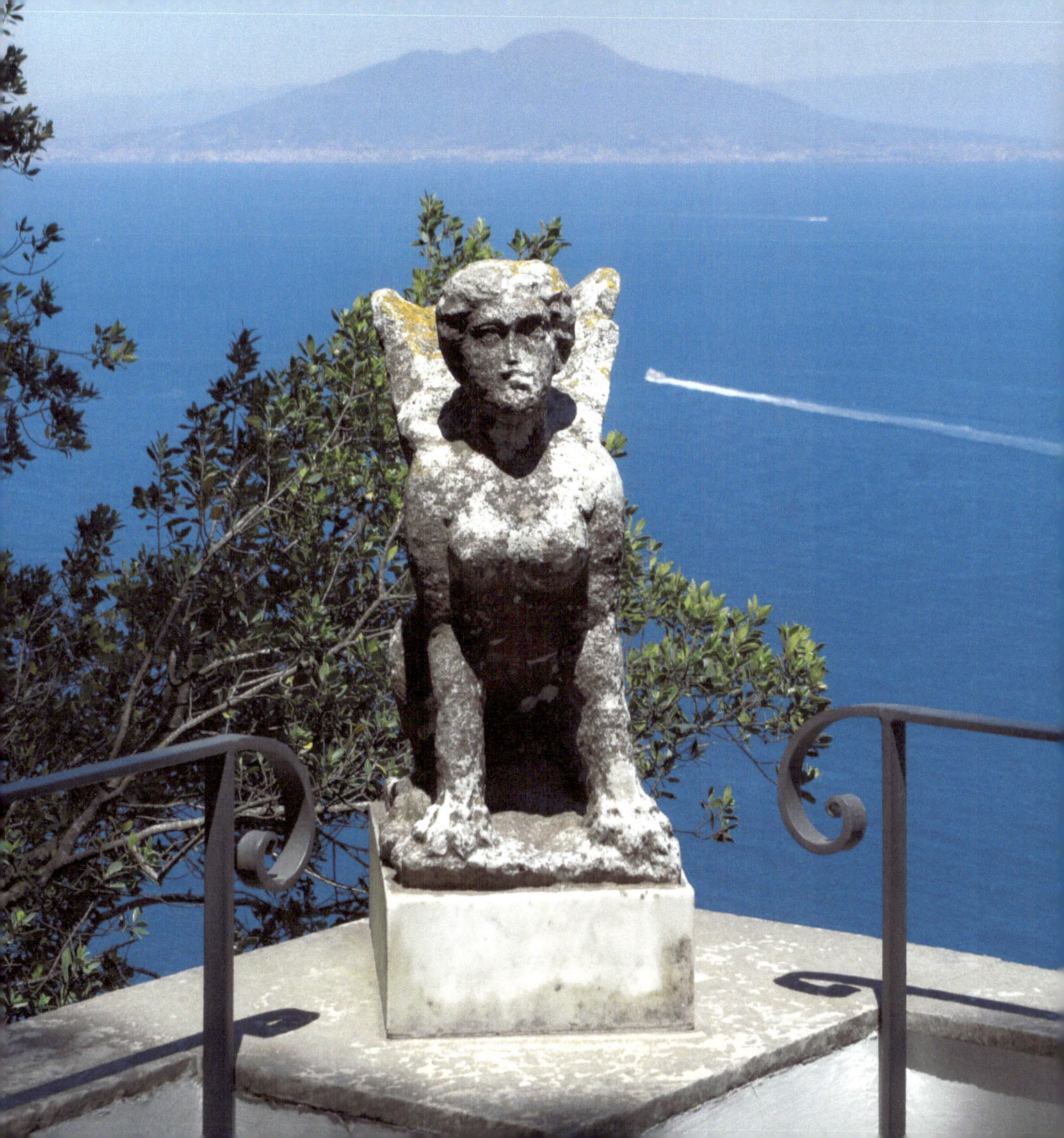

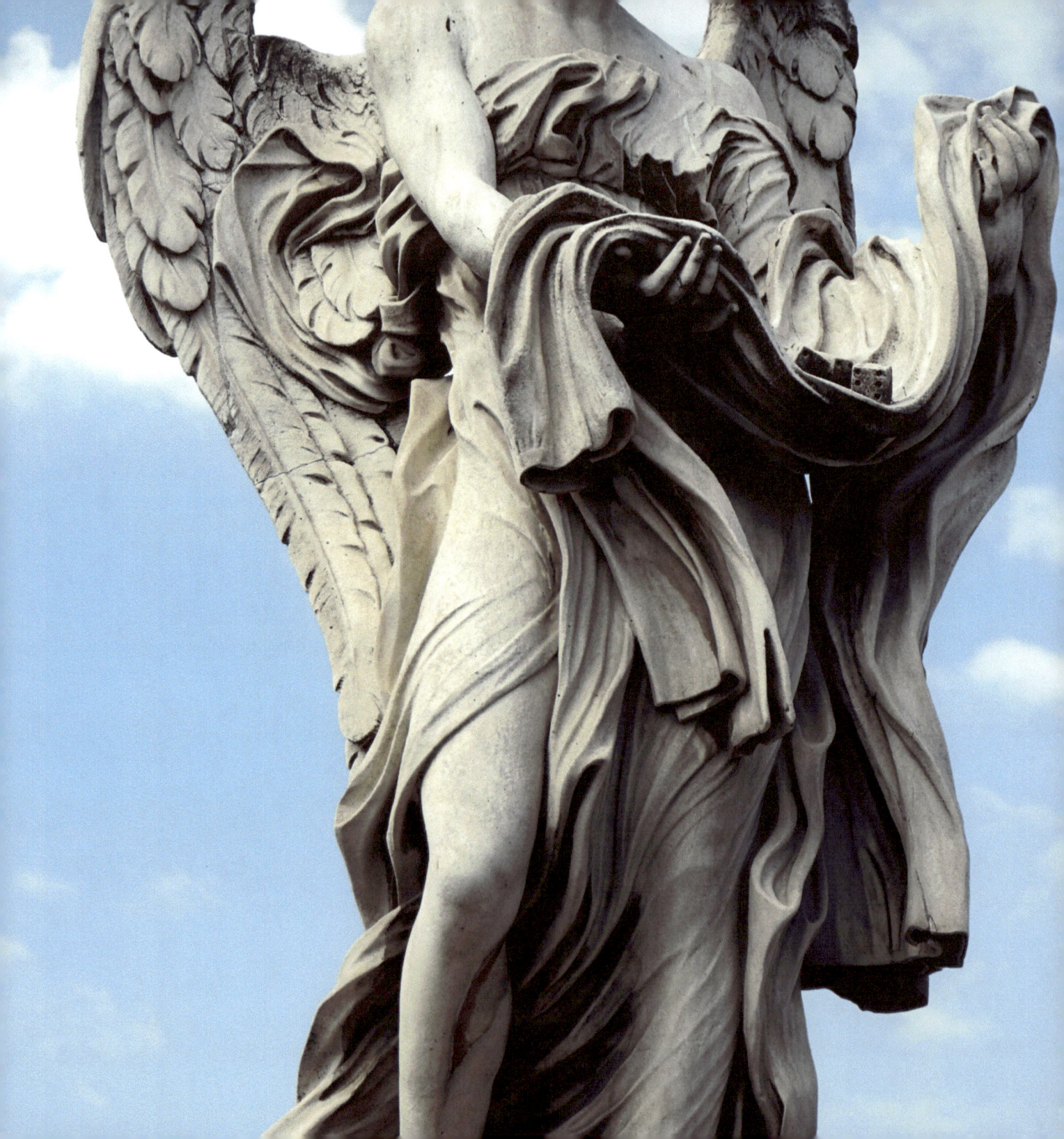

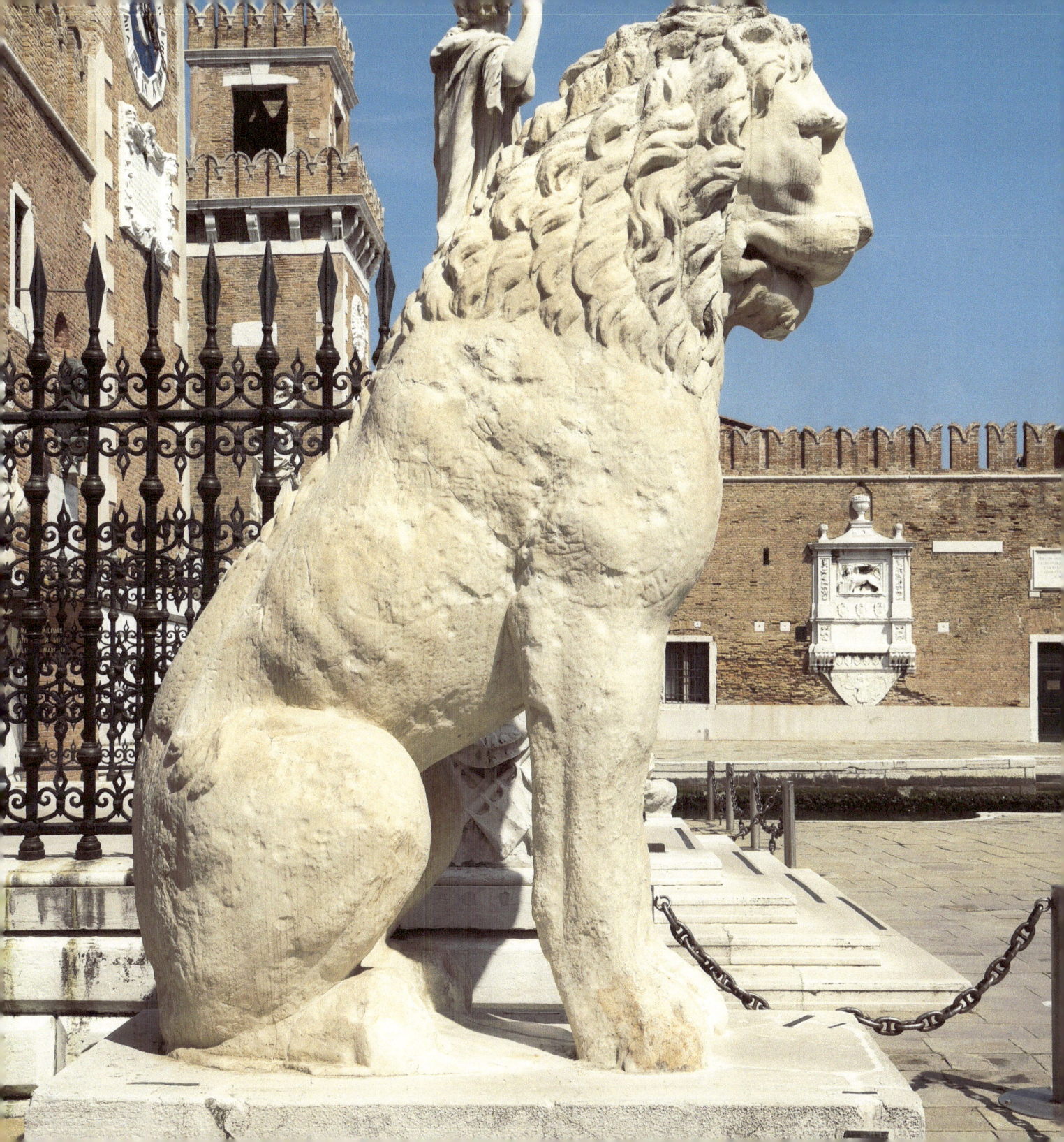

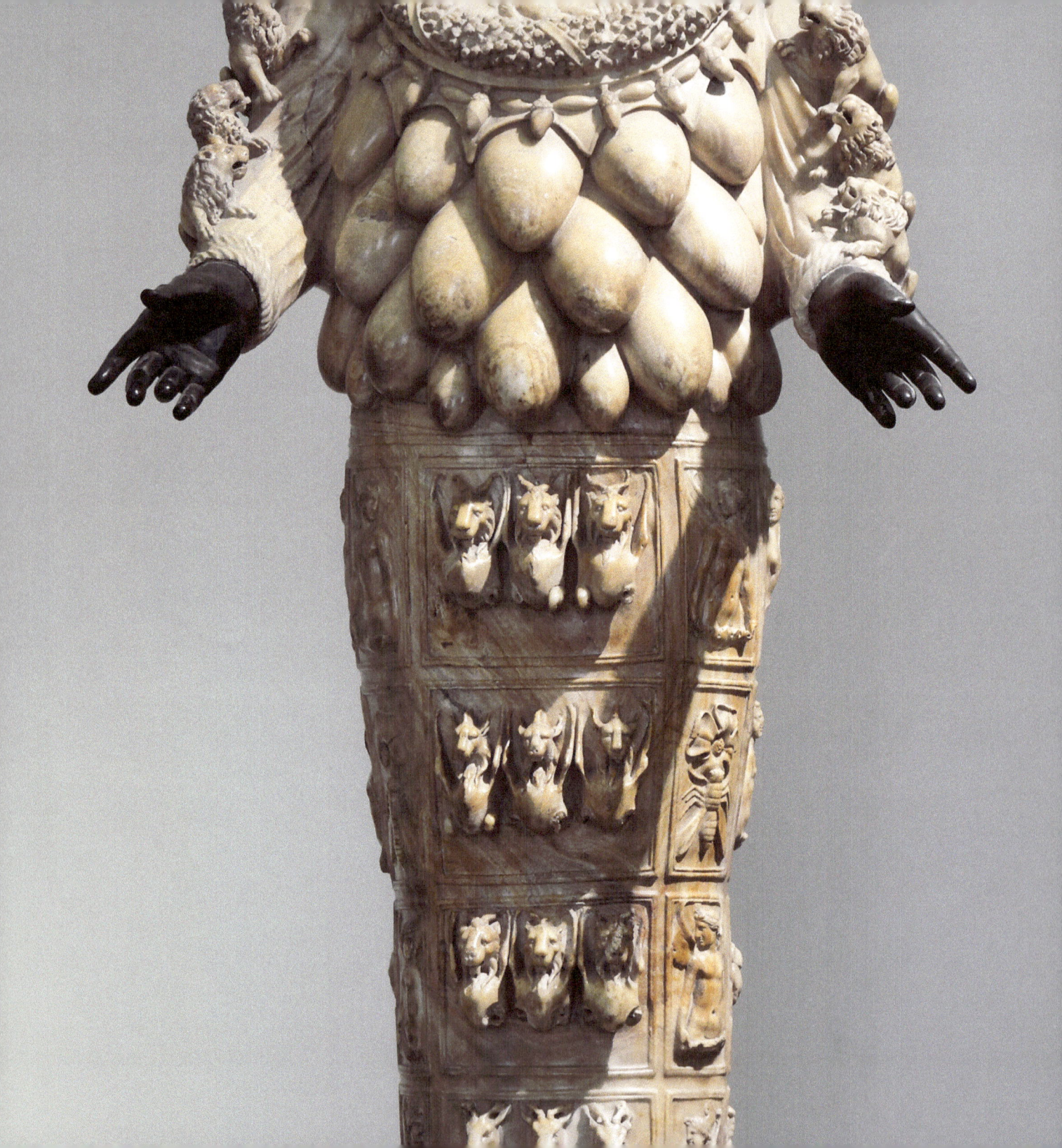

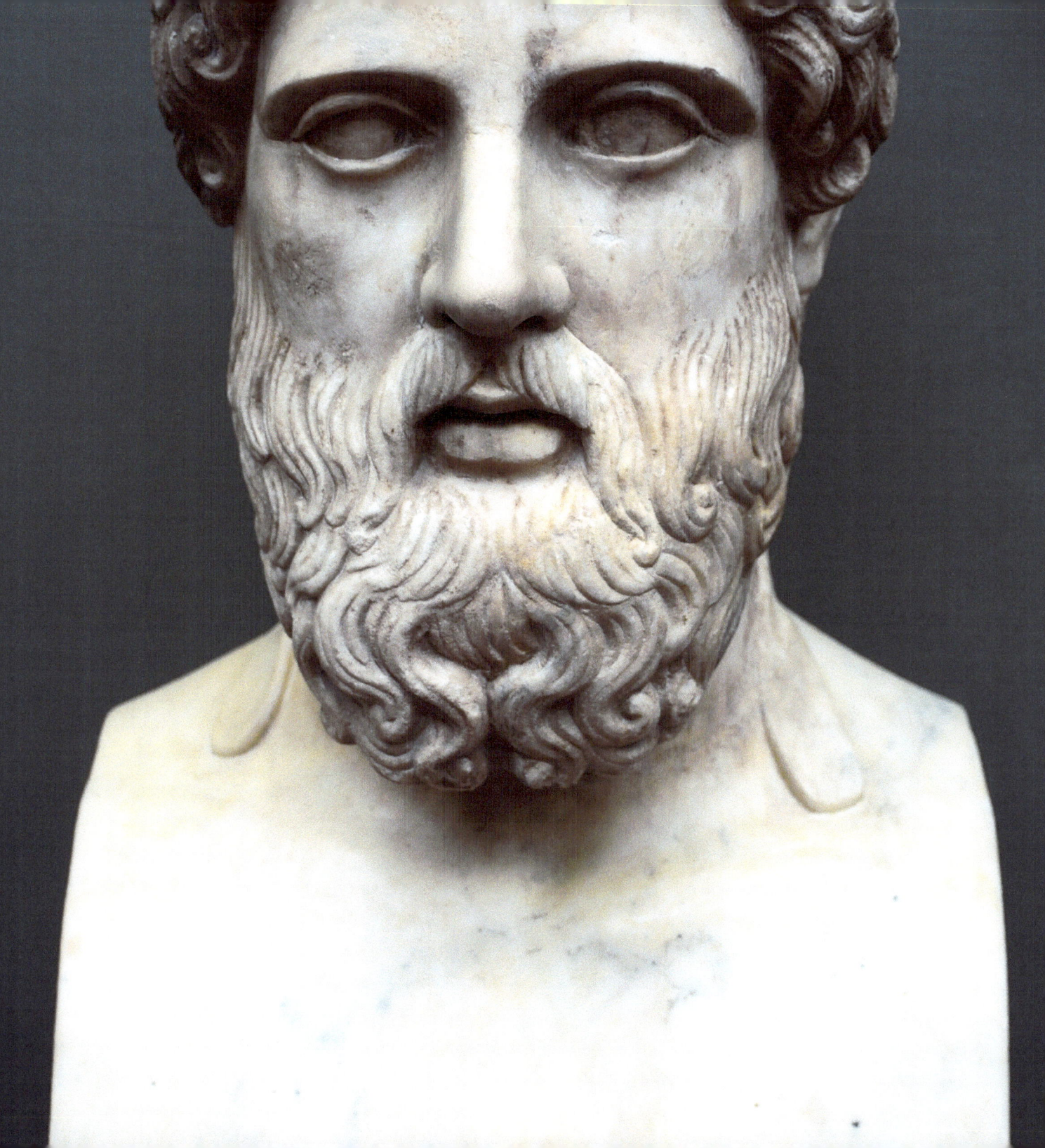

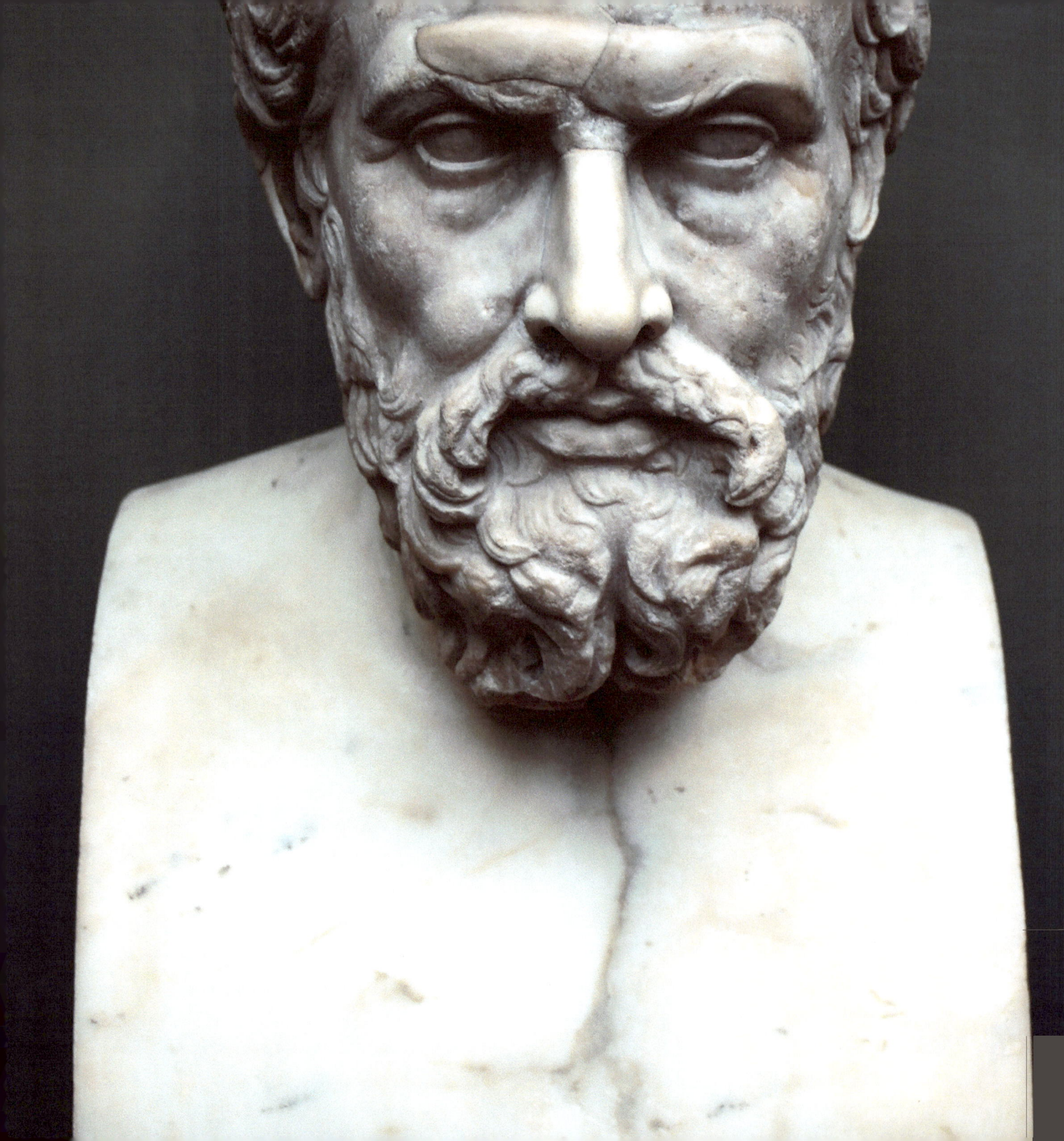

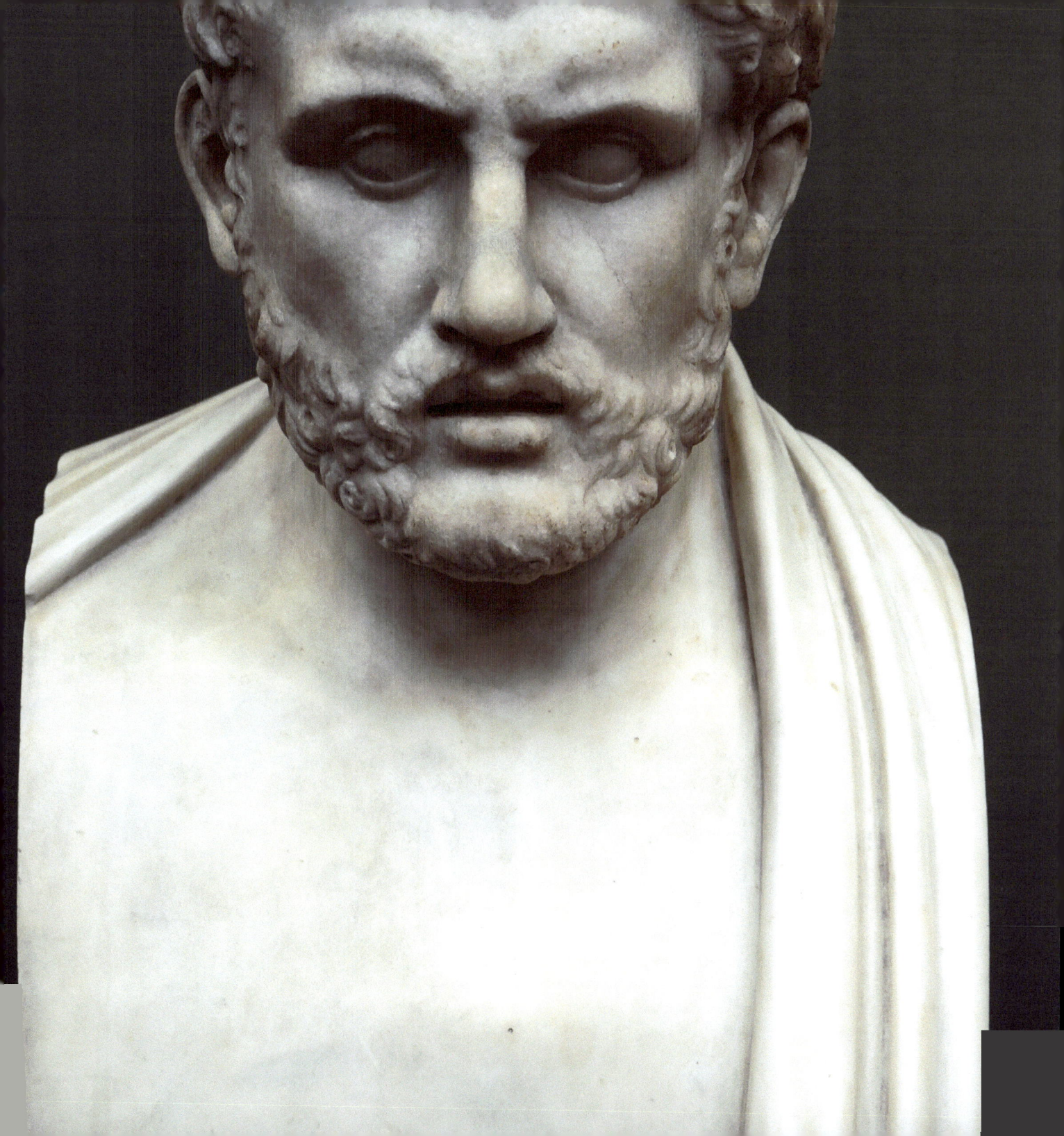

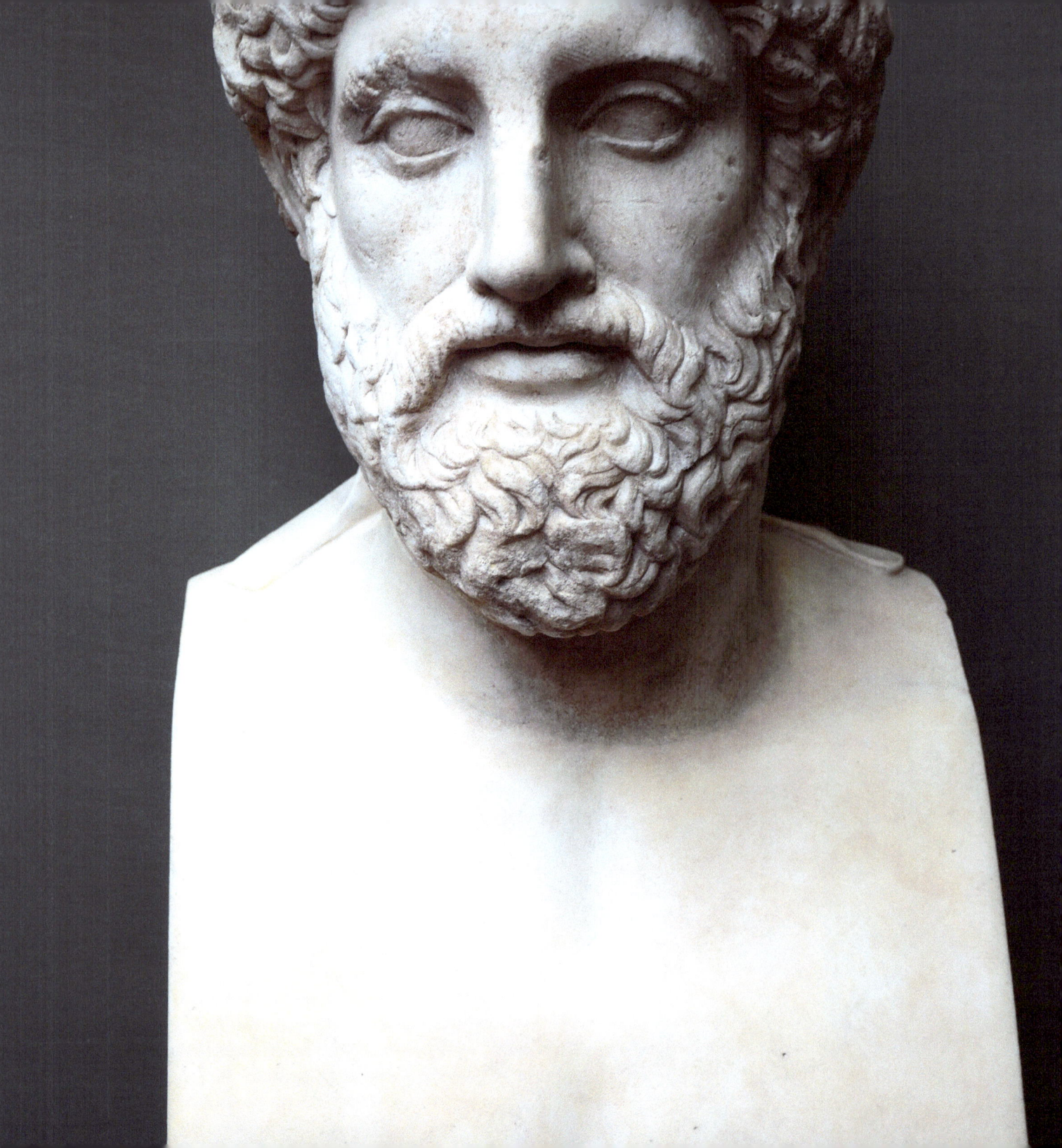

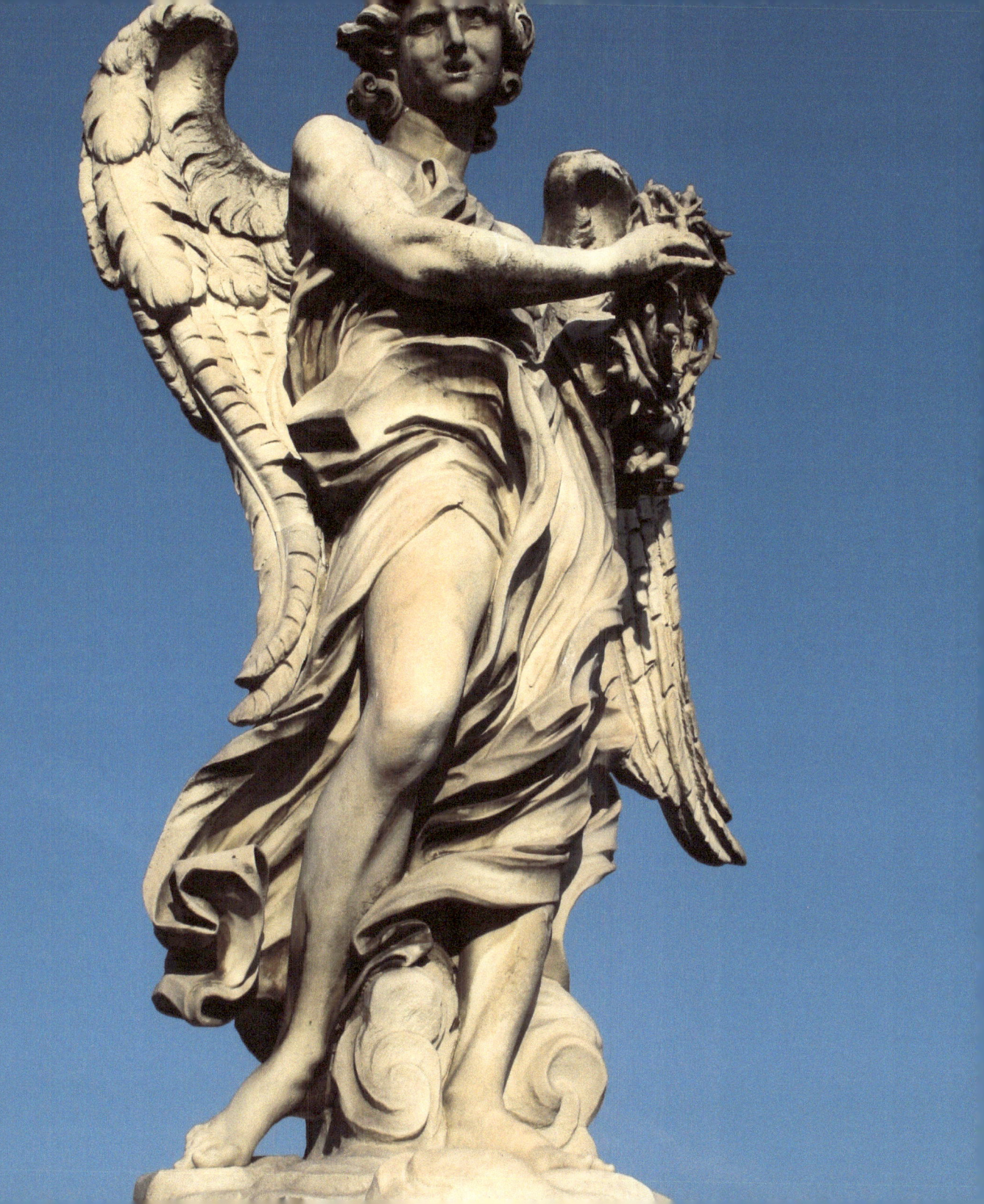

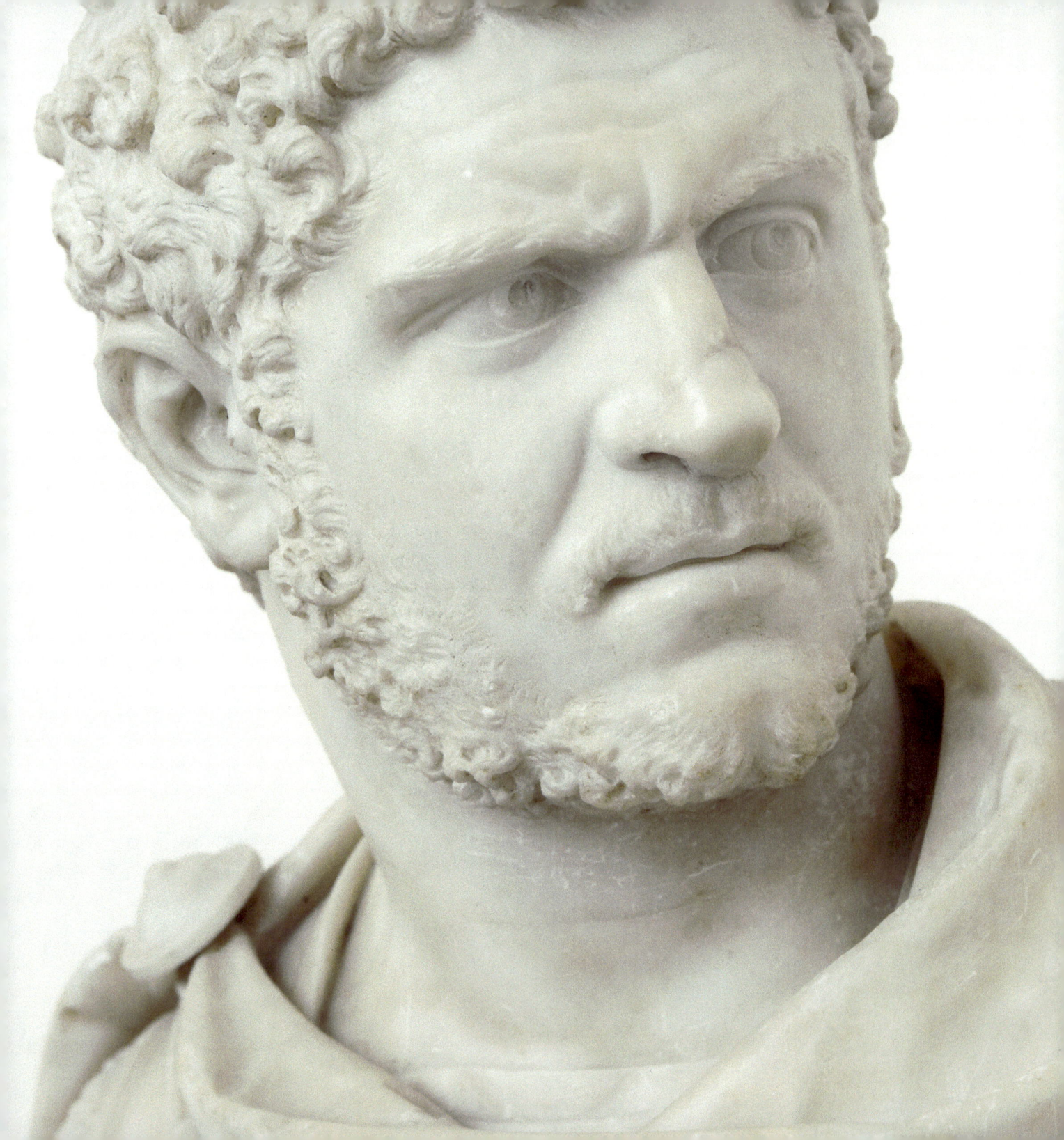

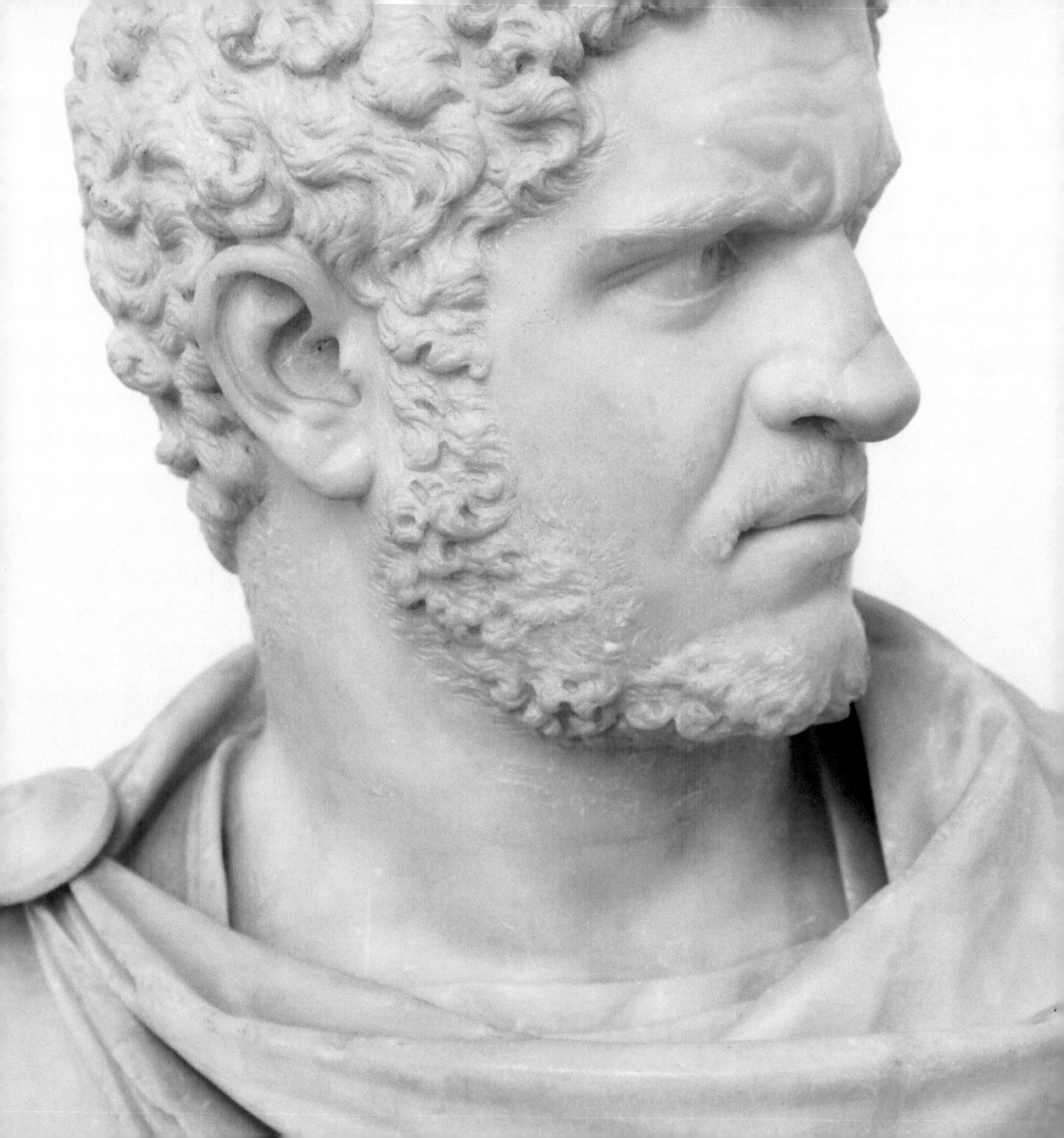

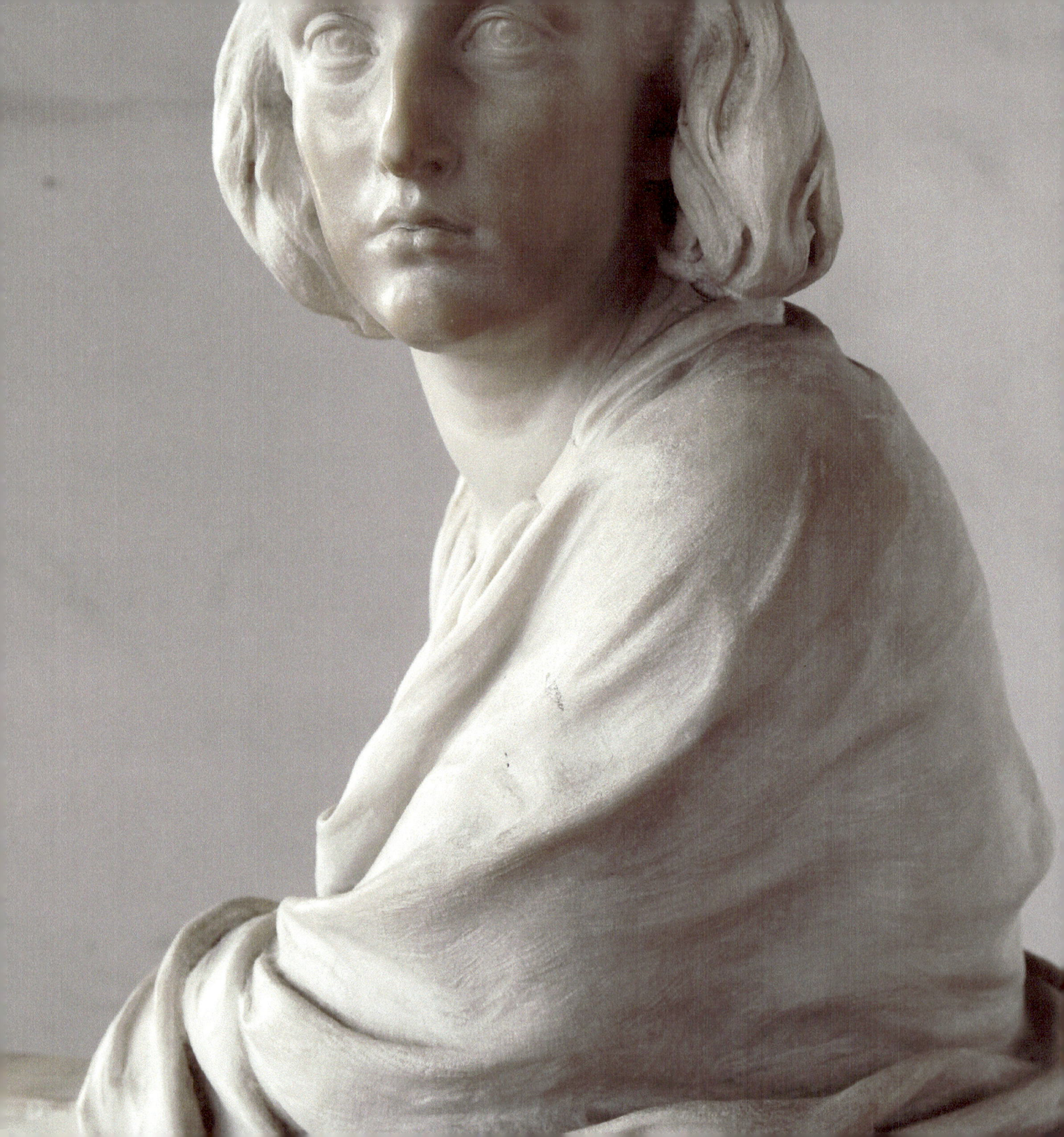

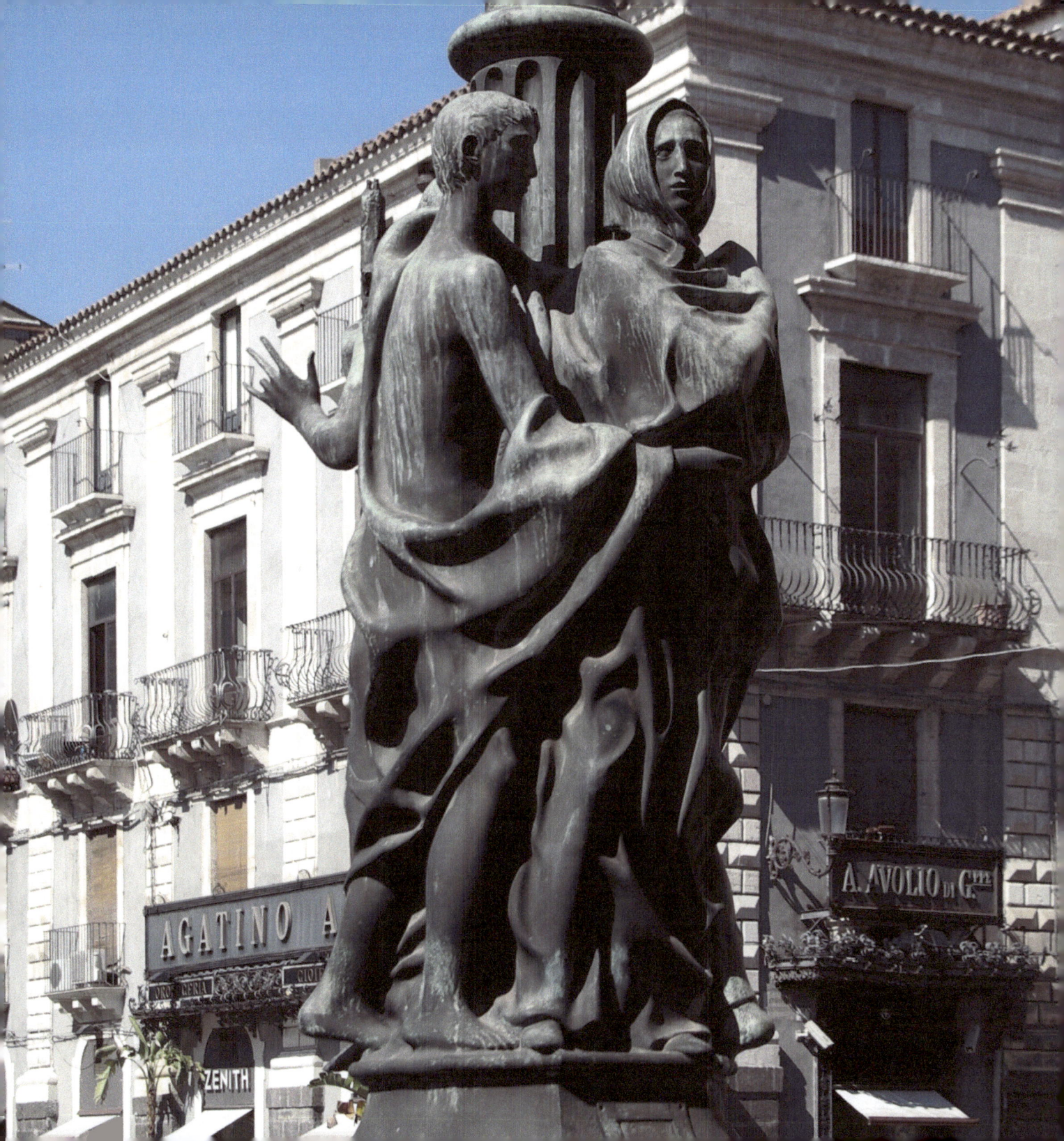

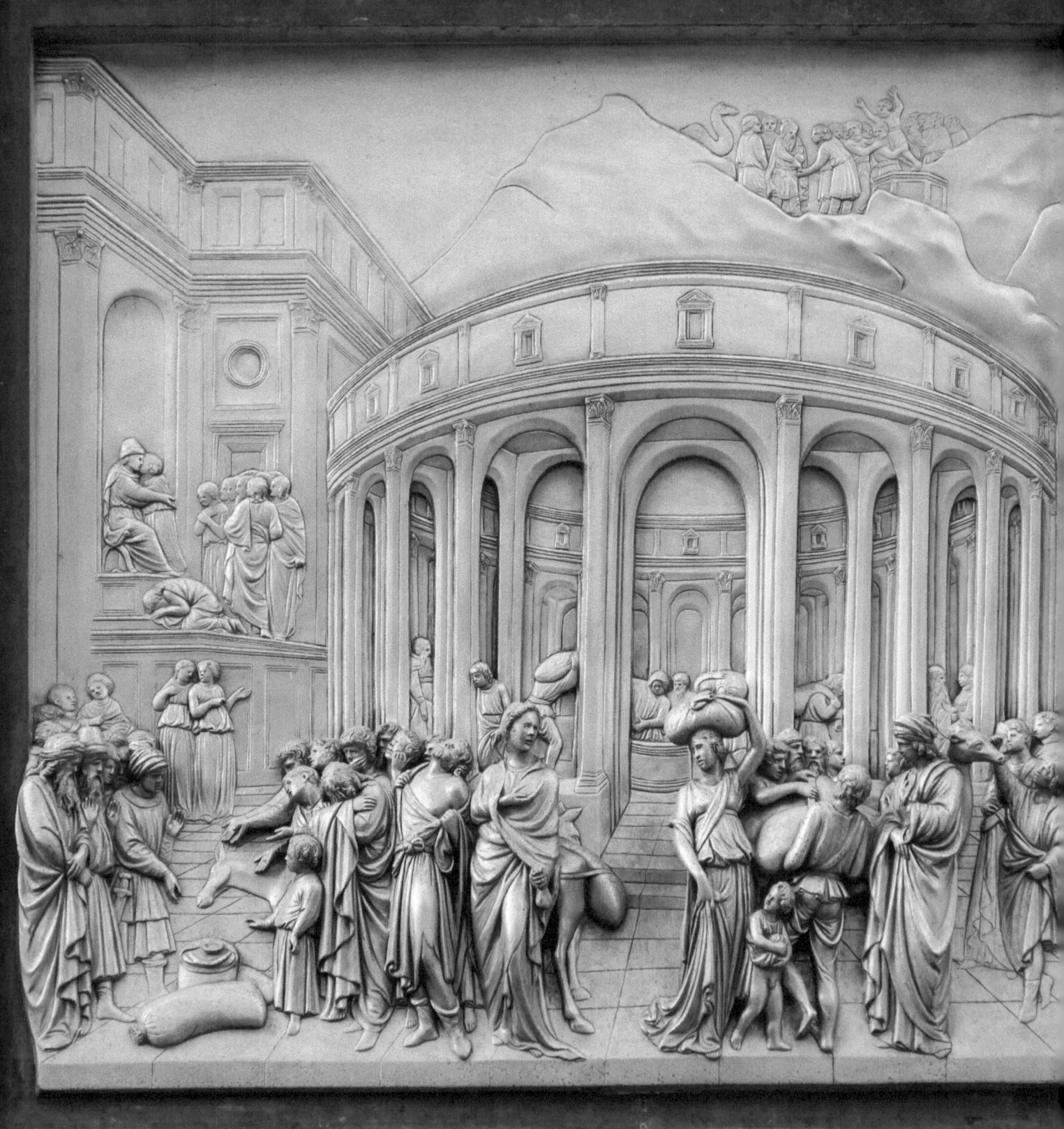

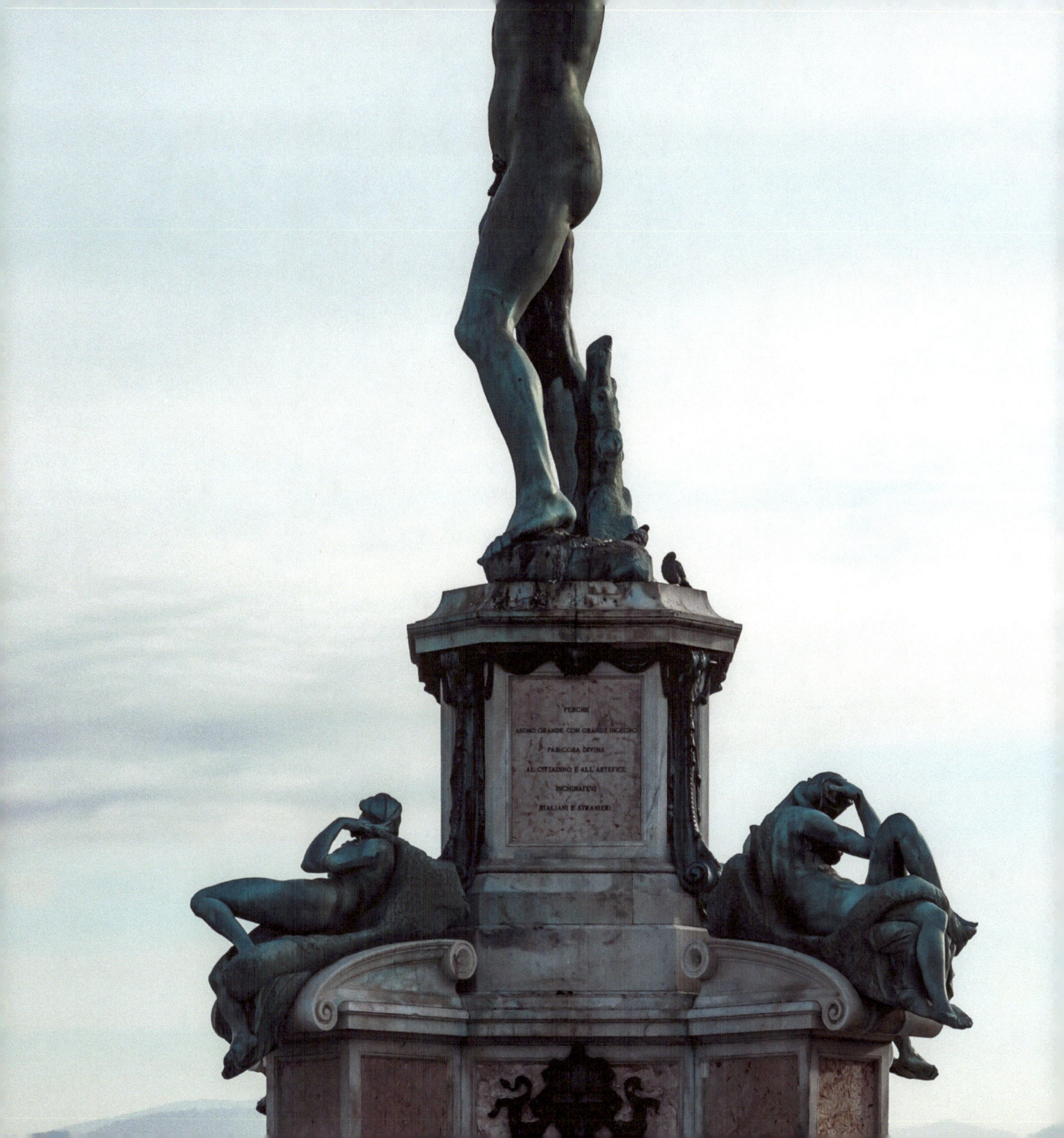

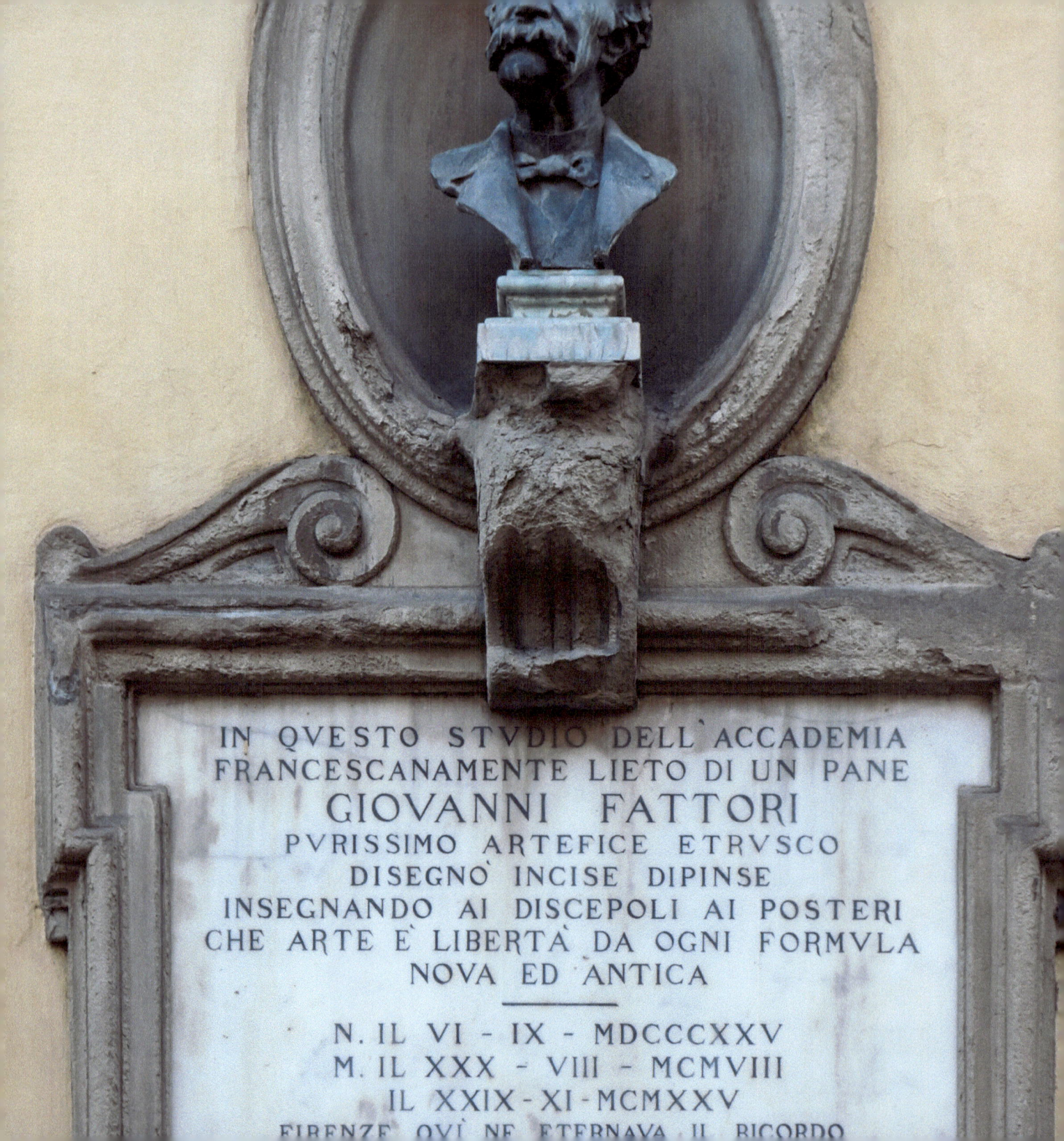

IN QVESTO STVDIO DELL'ACCADEMIA
FRANCESCANAMENTE LIETO DI UN PANE
GIOVANNI FATTORI
PVRISSIMO ARTEFICE ETRVSCO
DISEGNÒ INCISE DIPINSE
INSEGNANDO AI DISCEPOLI AI POSTERI
CHE ARTE È LIBERTÀ DA OGNI FORMVLA
NOVA ED ANTICA

N. IL VI · IX · MDCCCXXV
M. IL XXX · VIII · MCMVIII
IL XXIX · XI · MCMXXV
FIRENZE QVI NE ETERNAVA IL RICORDO

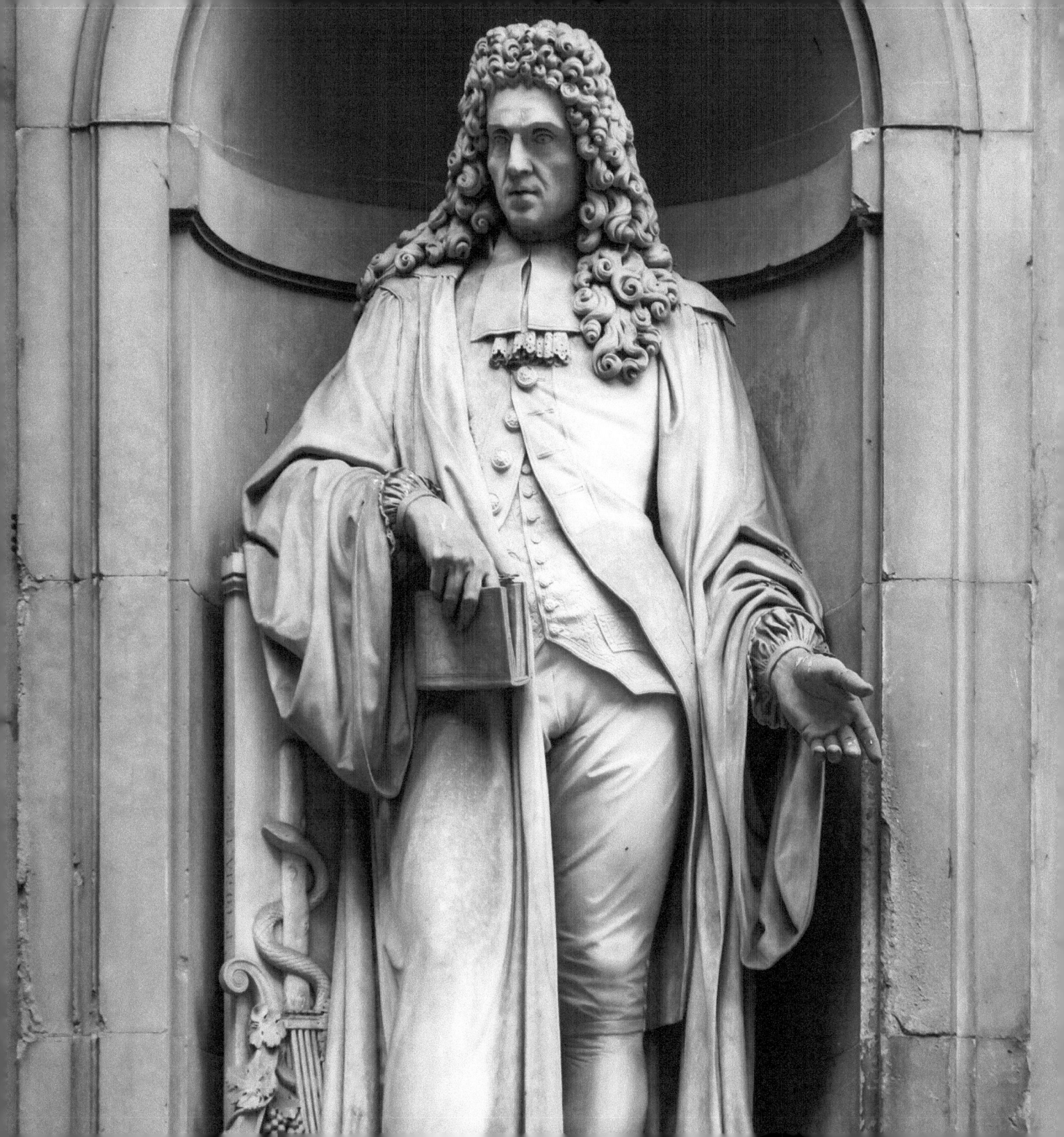

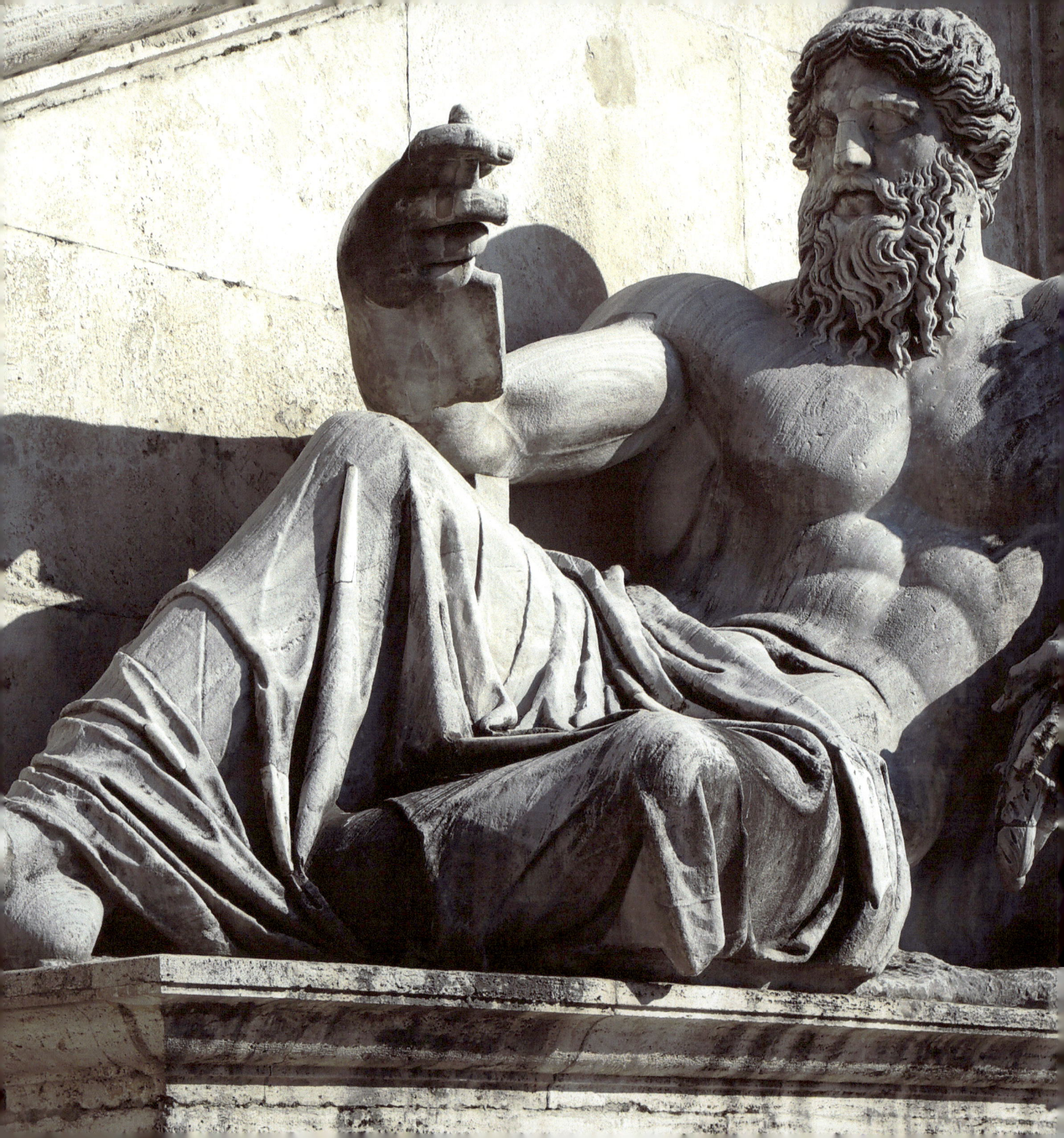

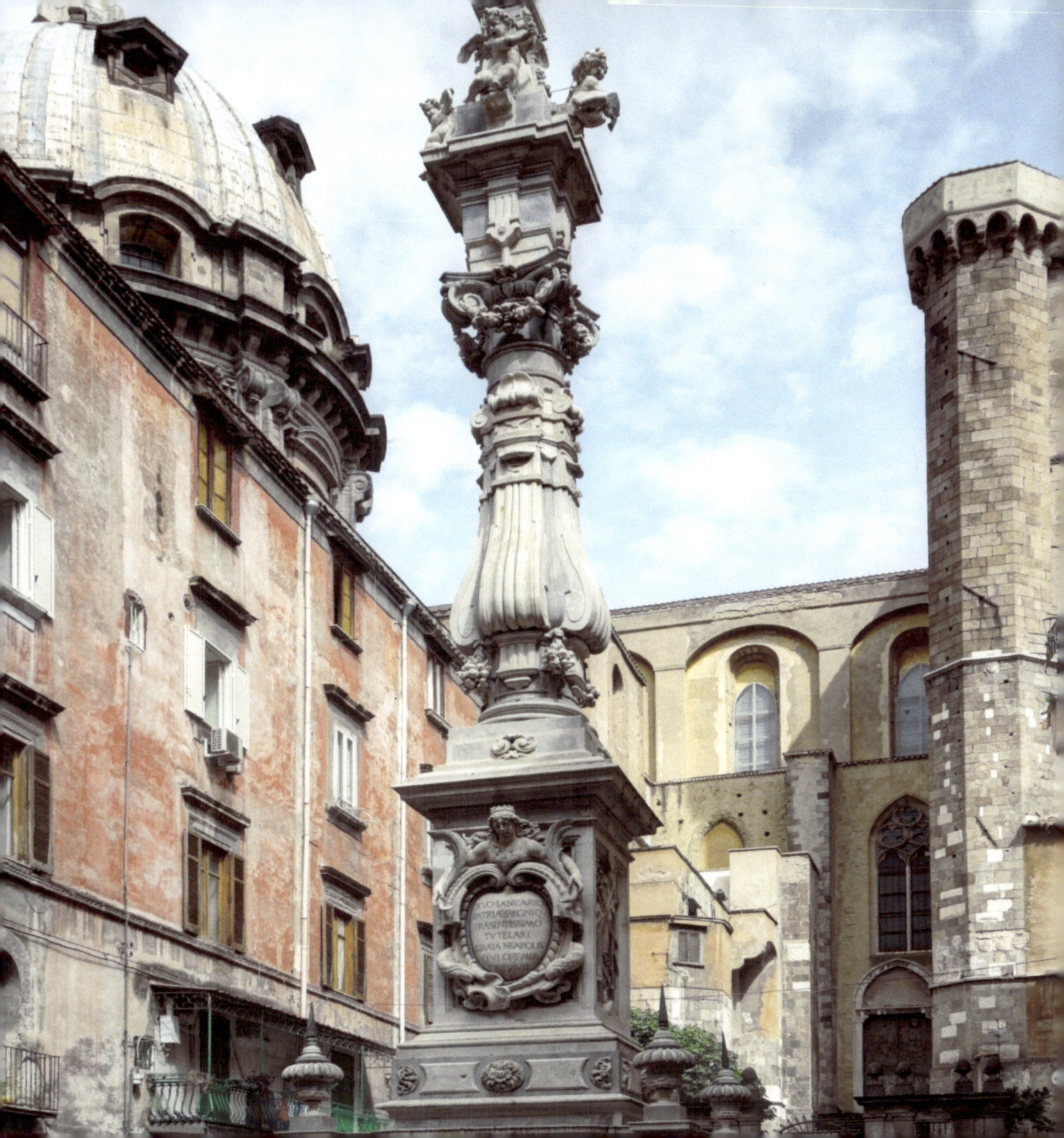

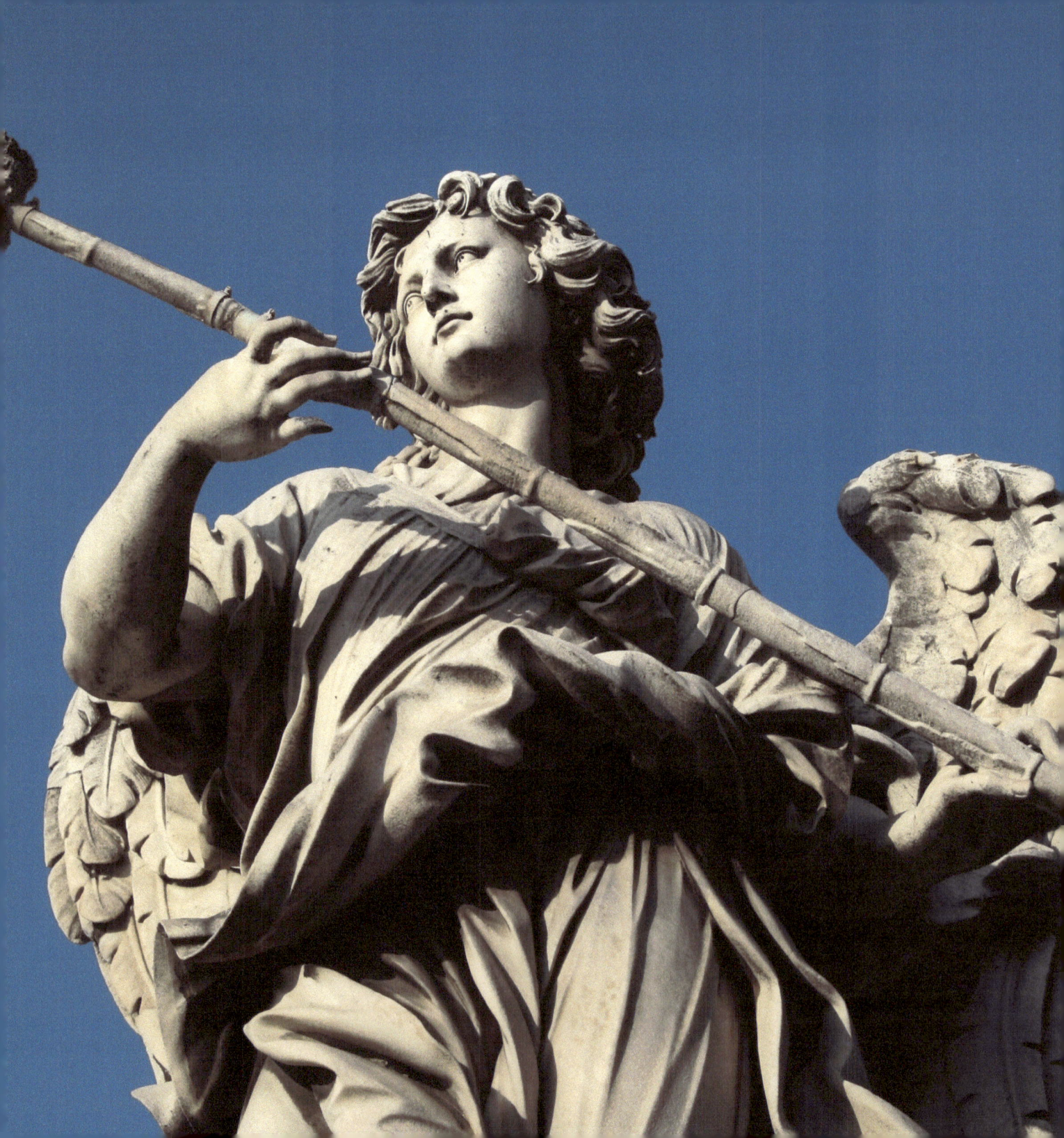

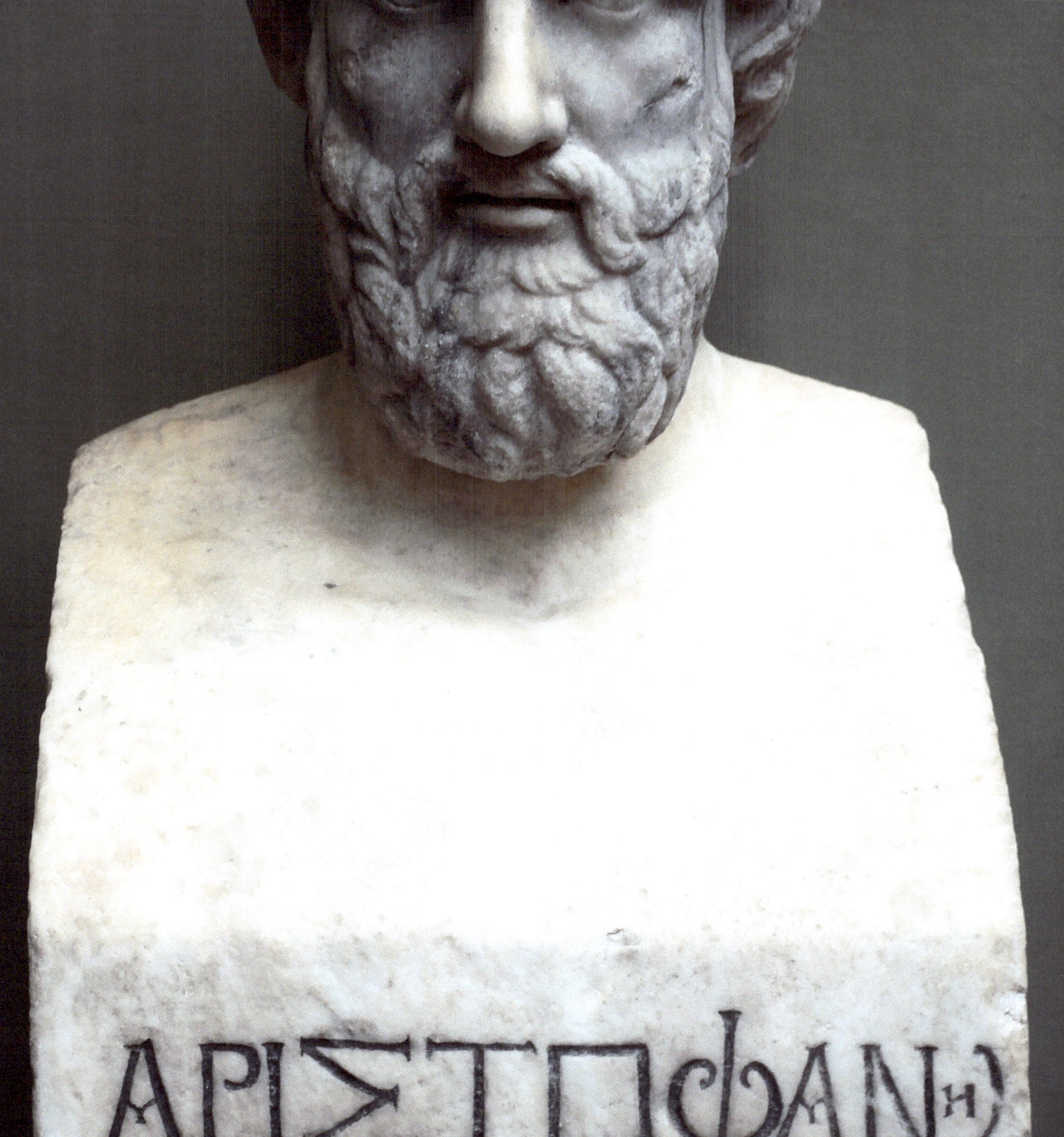
ΑΡΙΣΤΟΦΑΝΗΣ

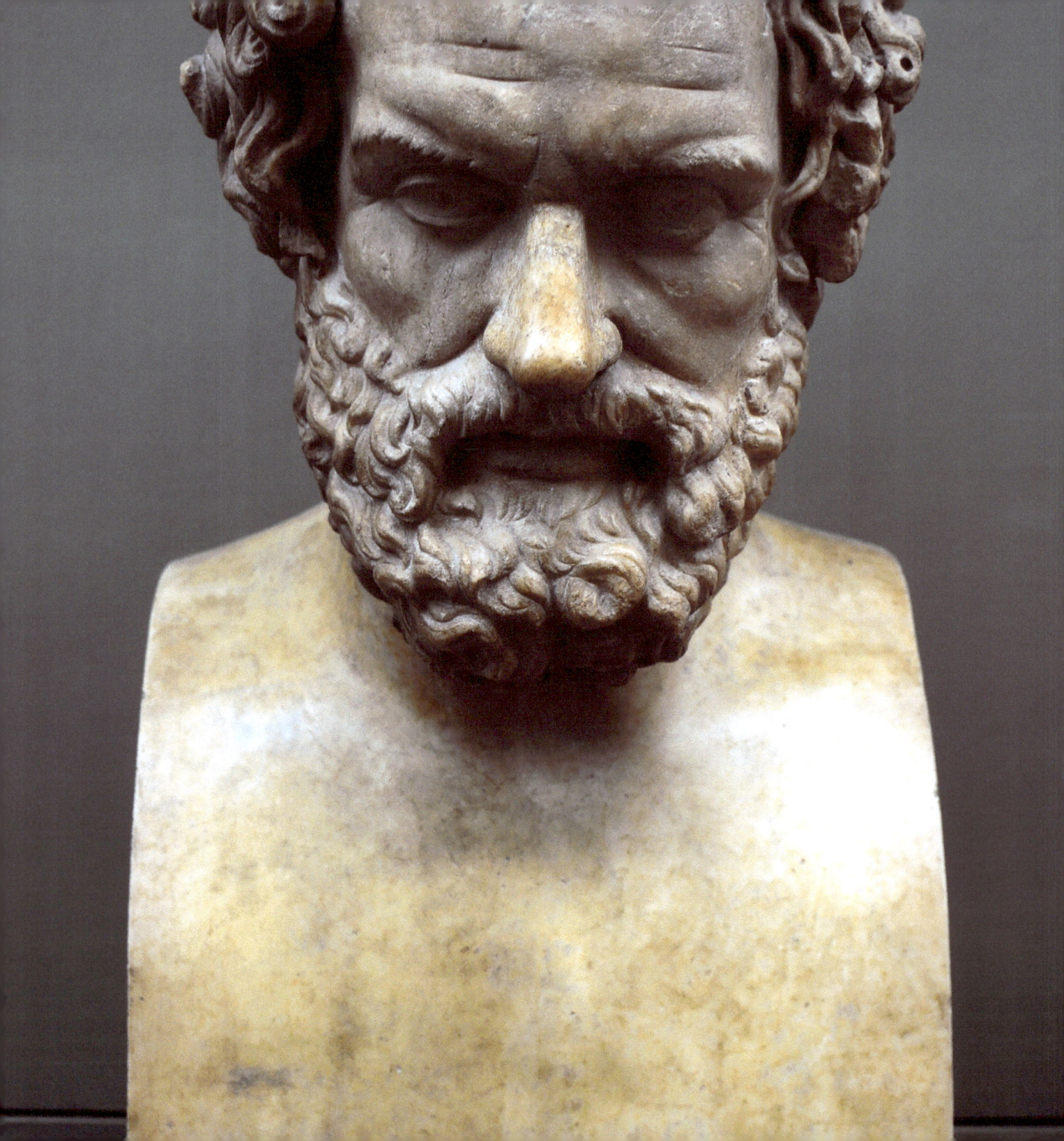

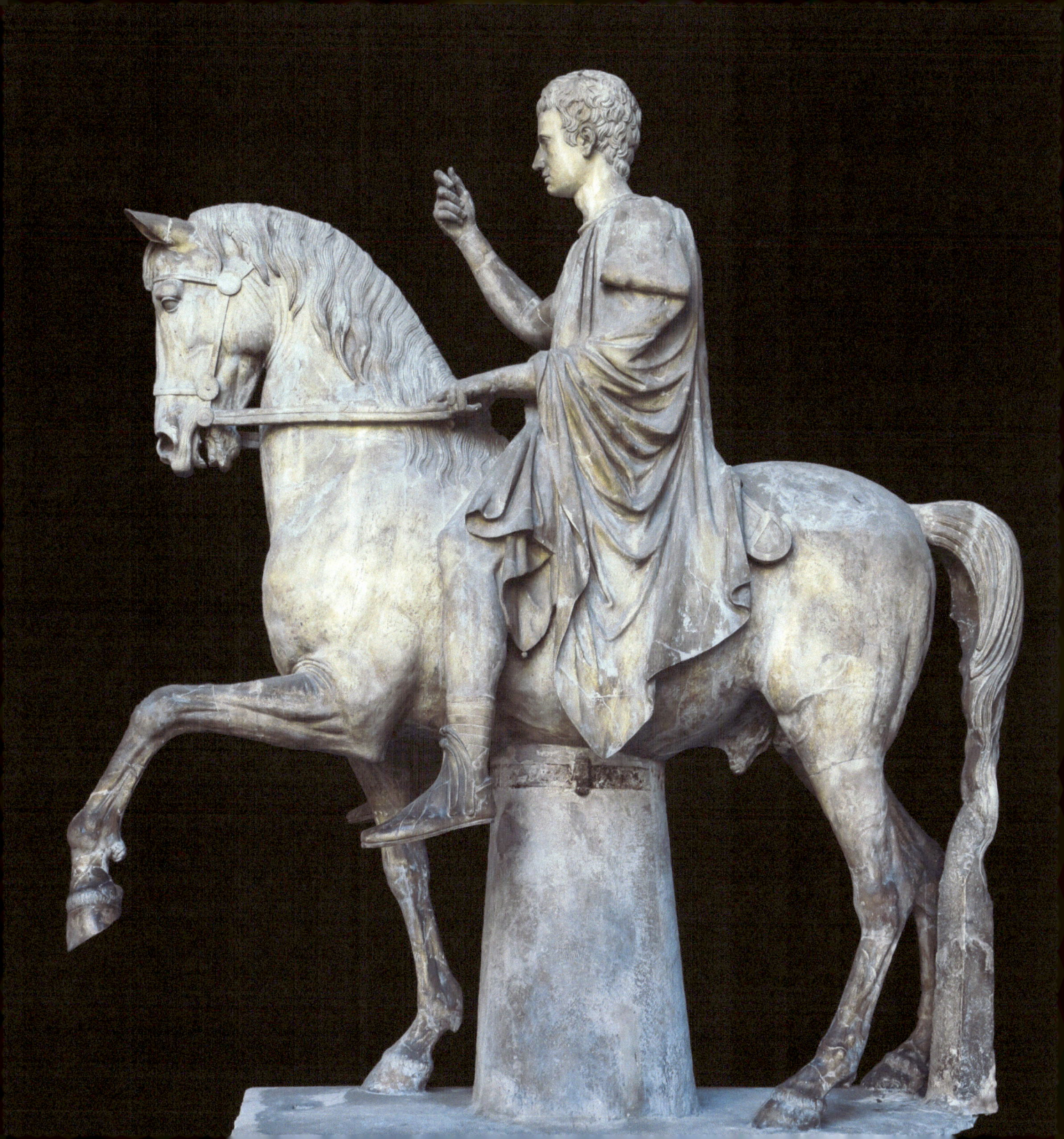

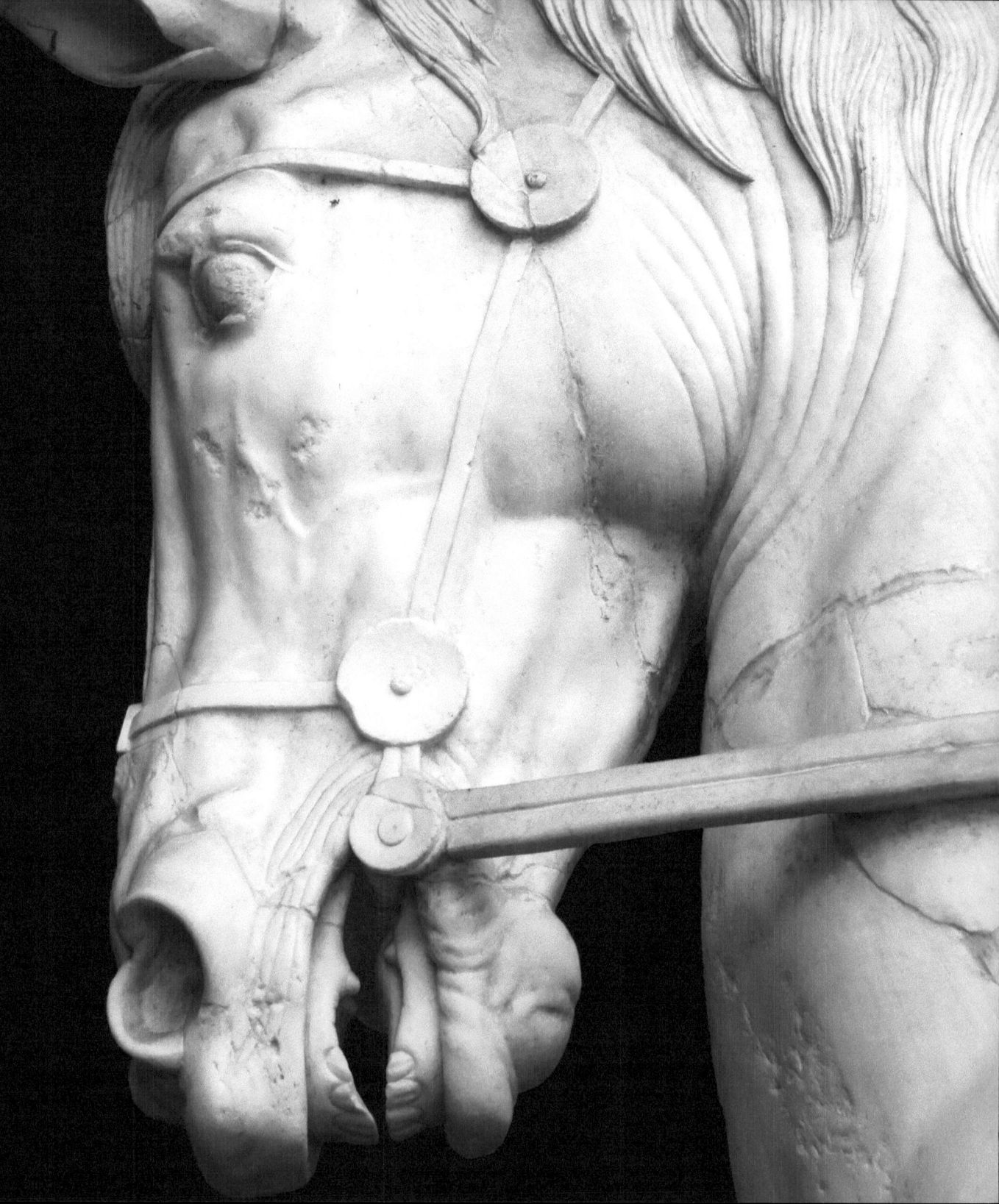

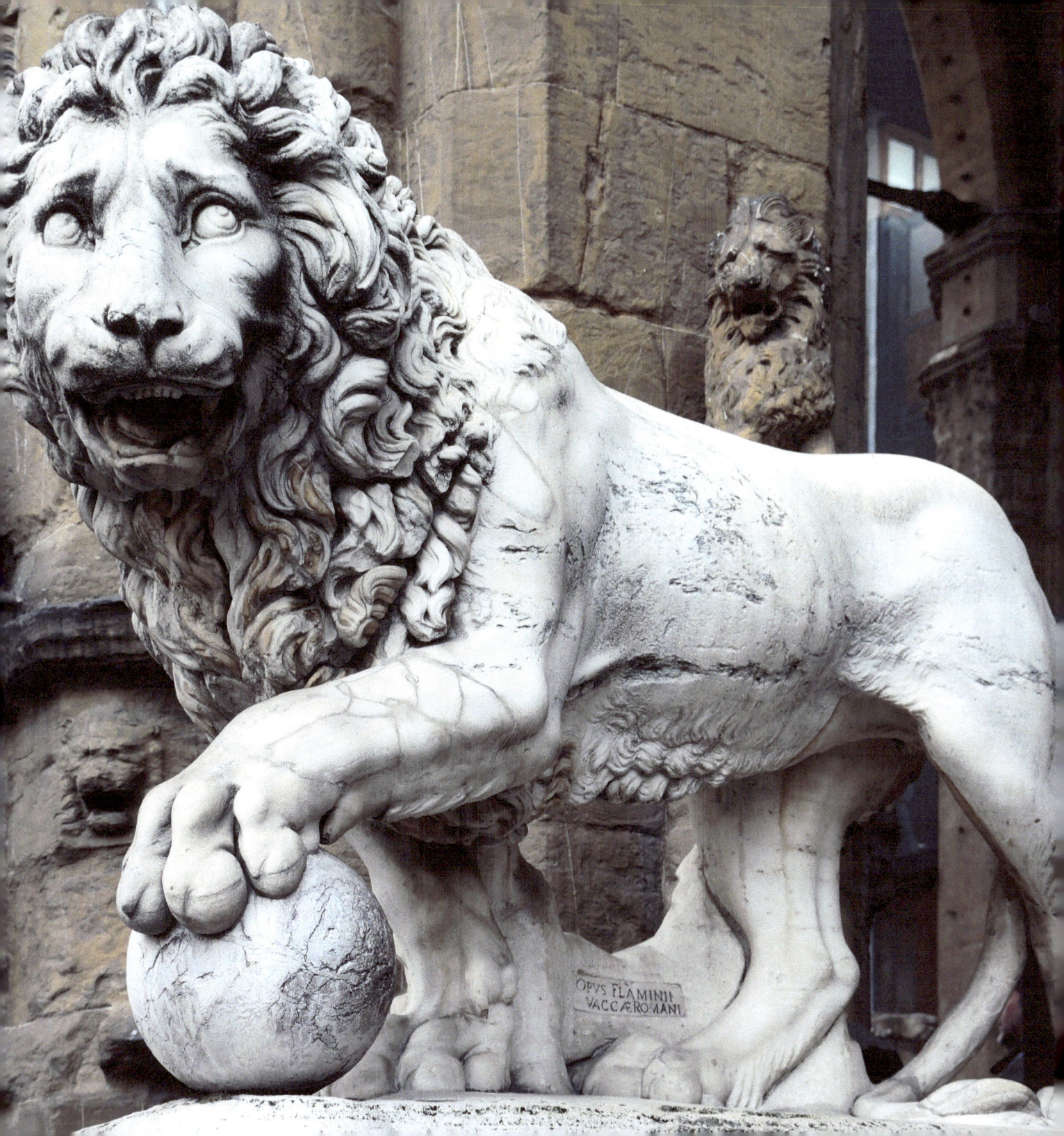

OPVS FLAMINII
VACCÆROMANI

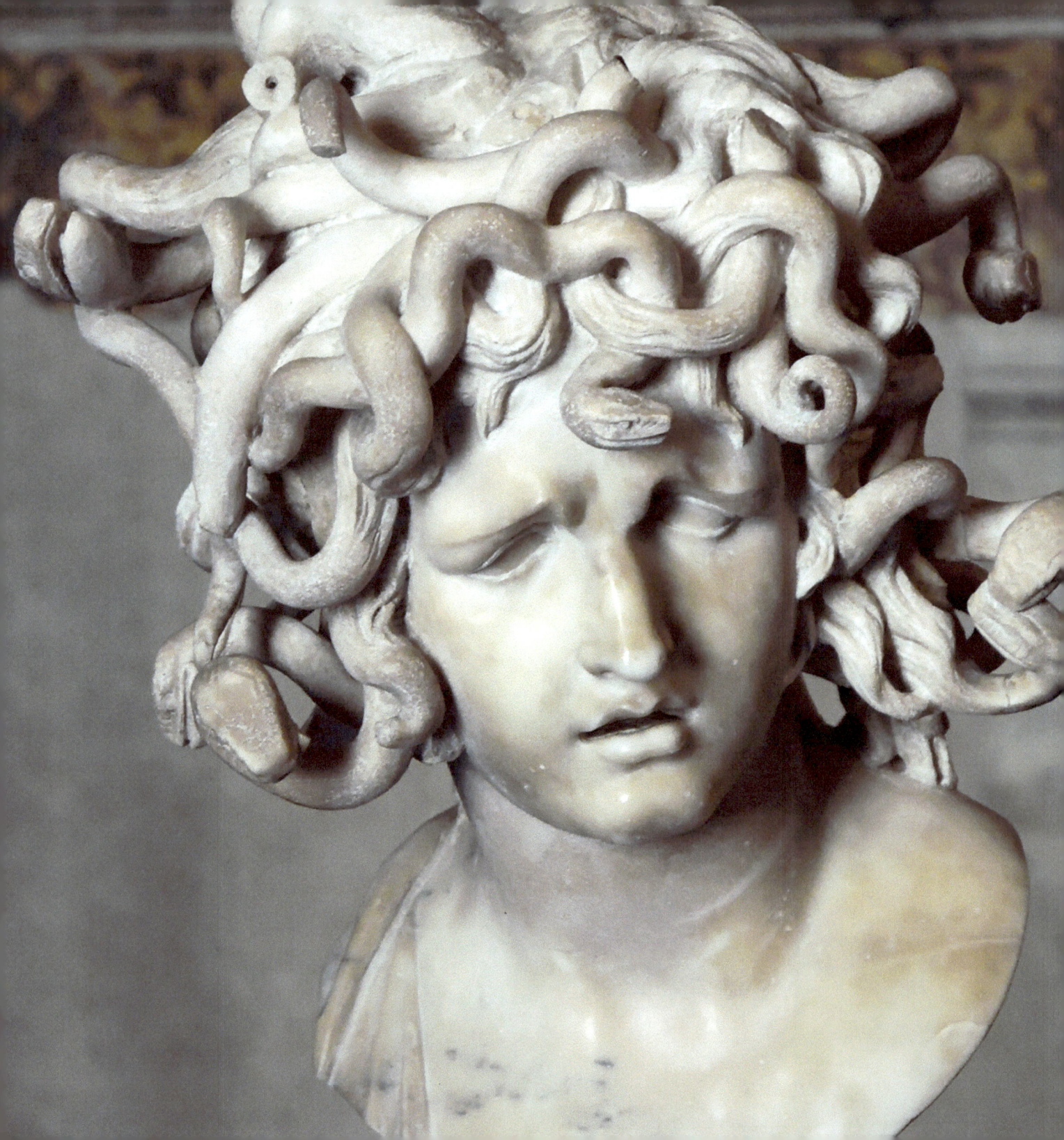

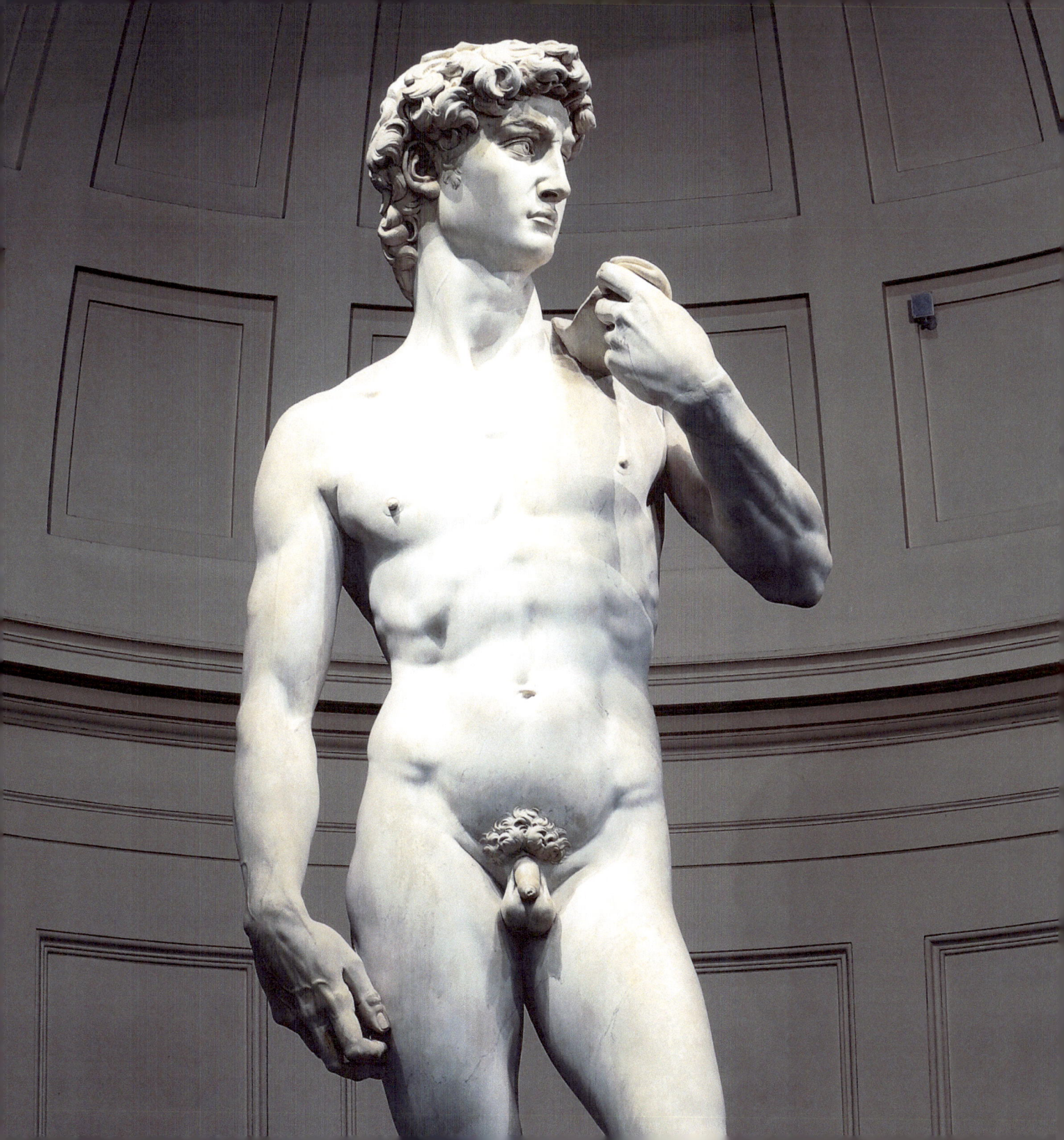

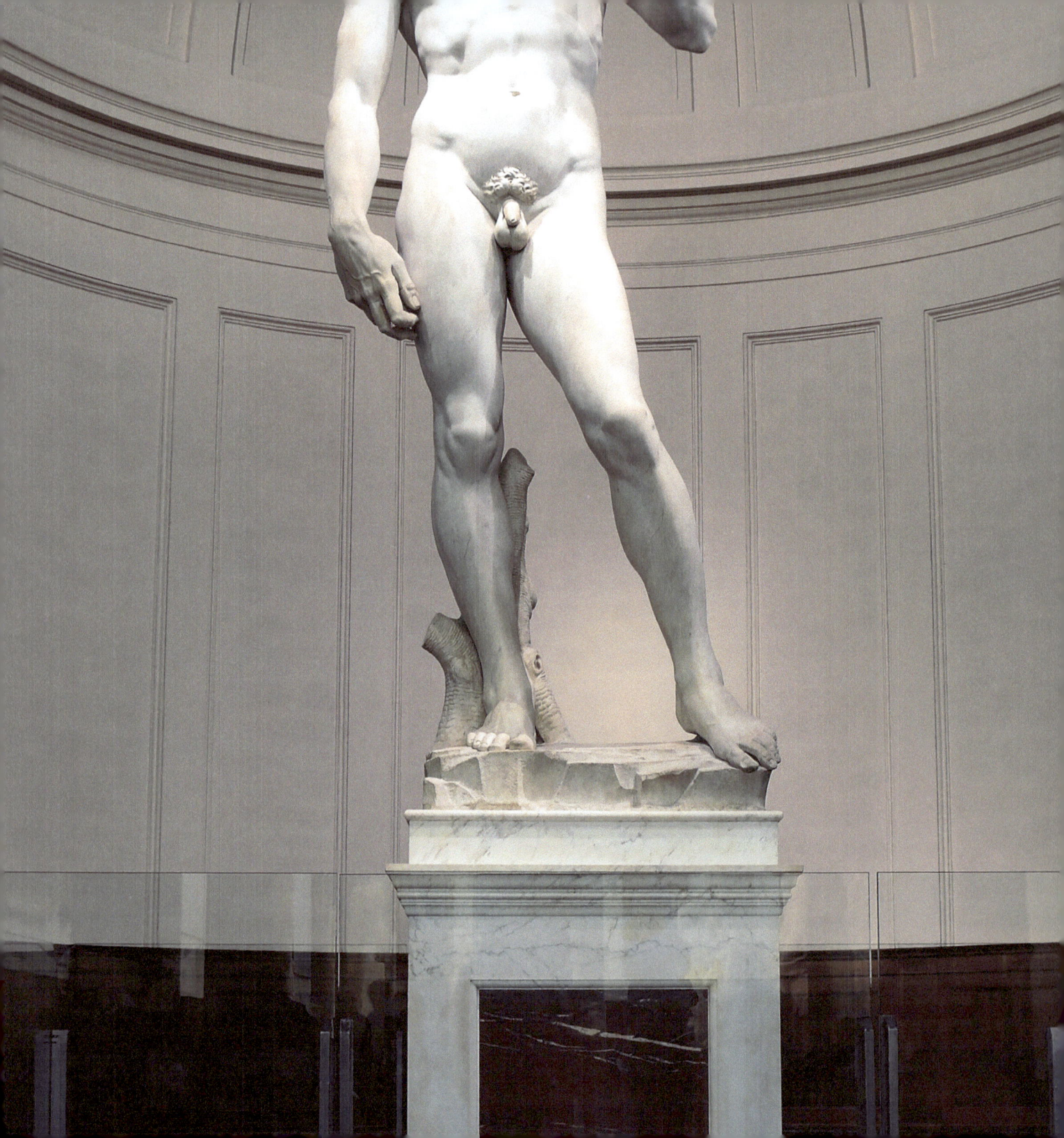

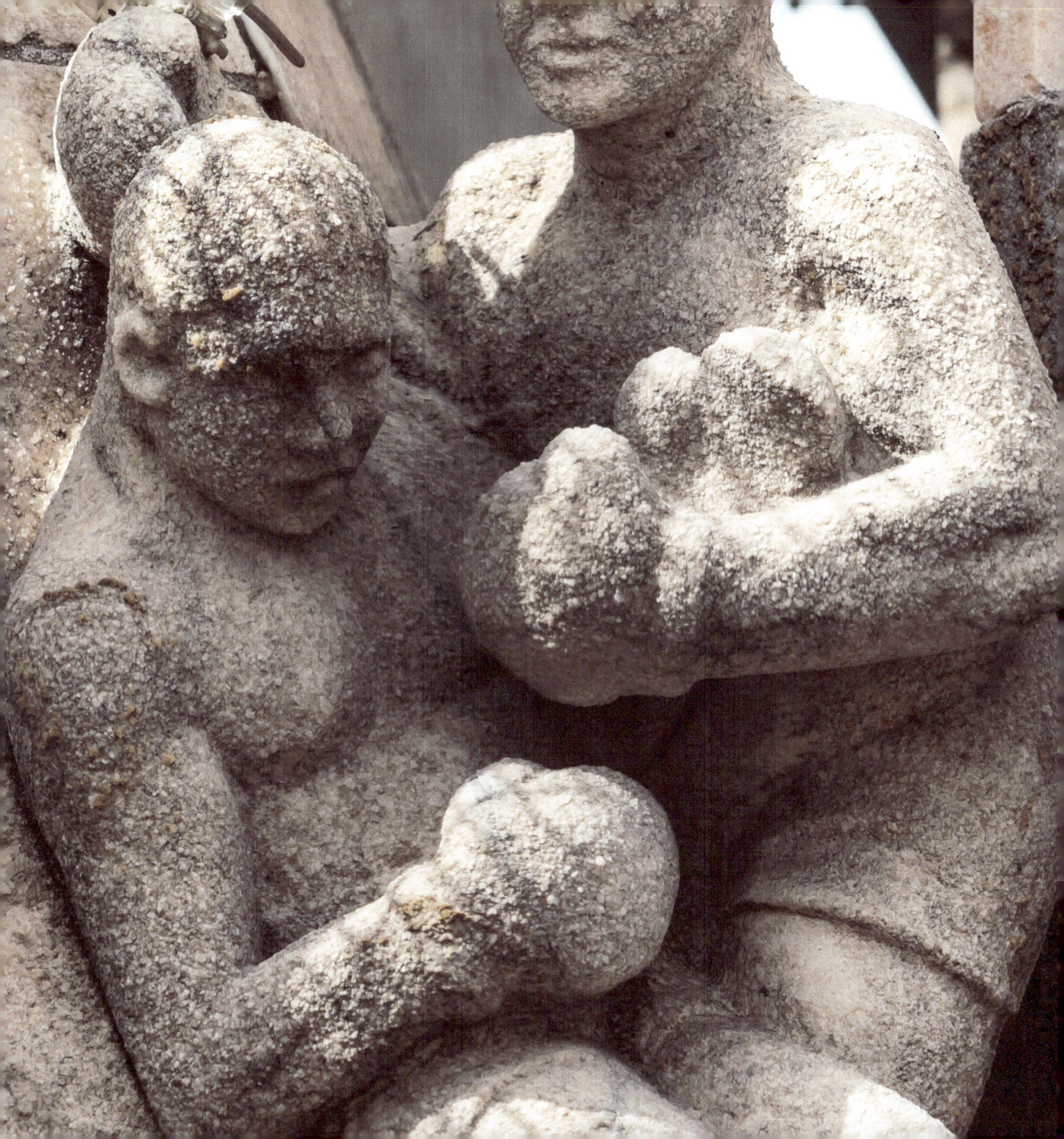

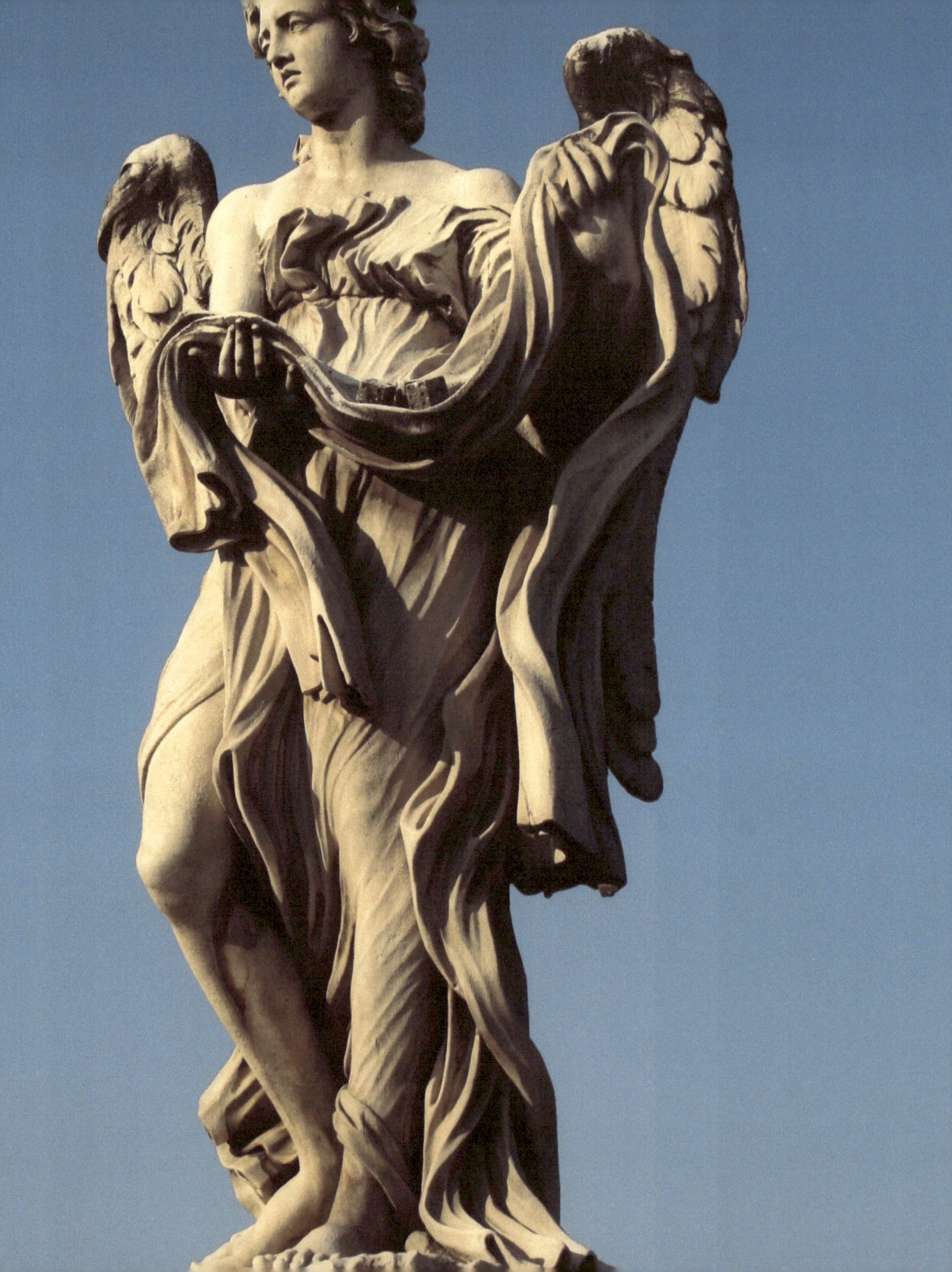

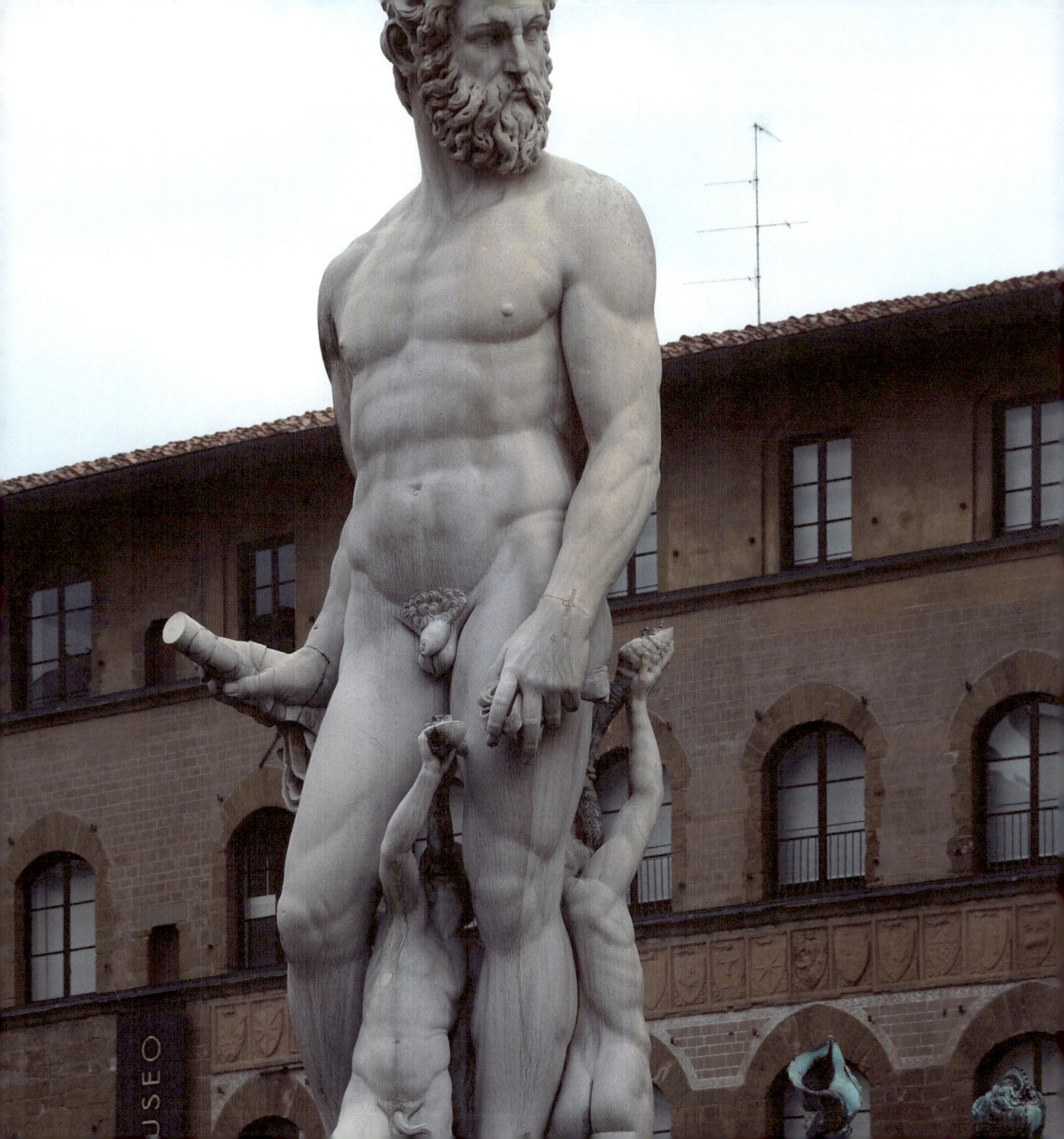

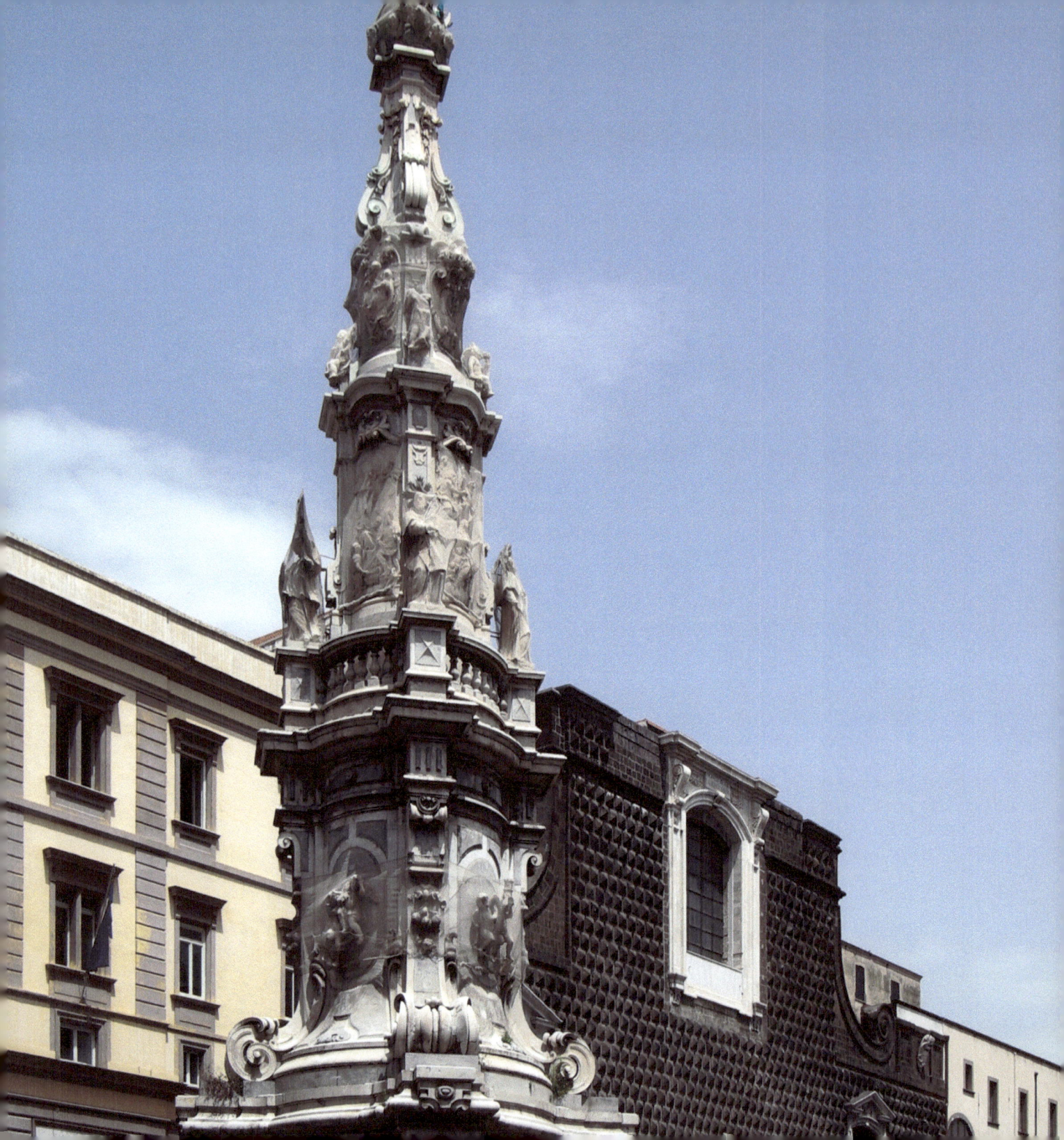

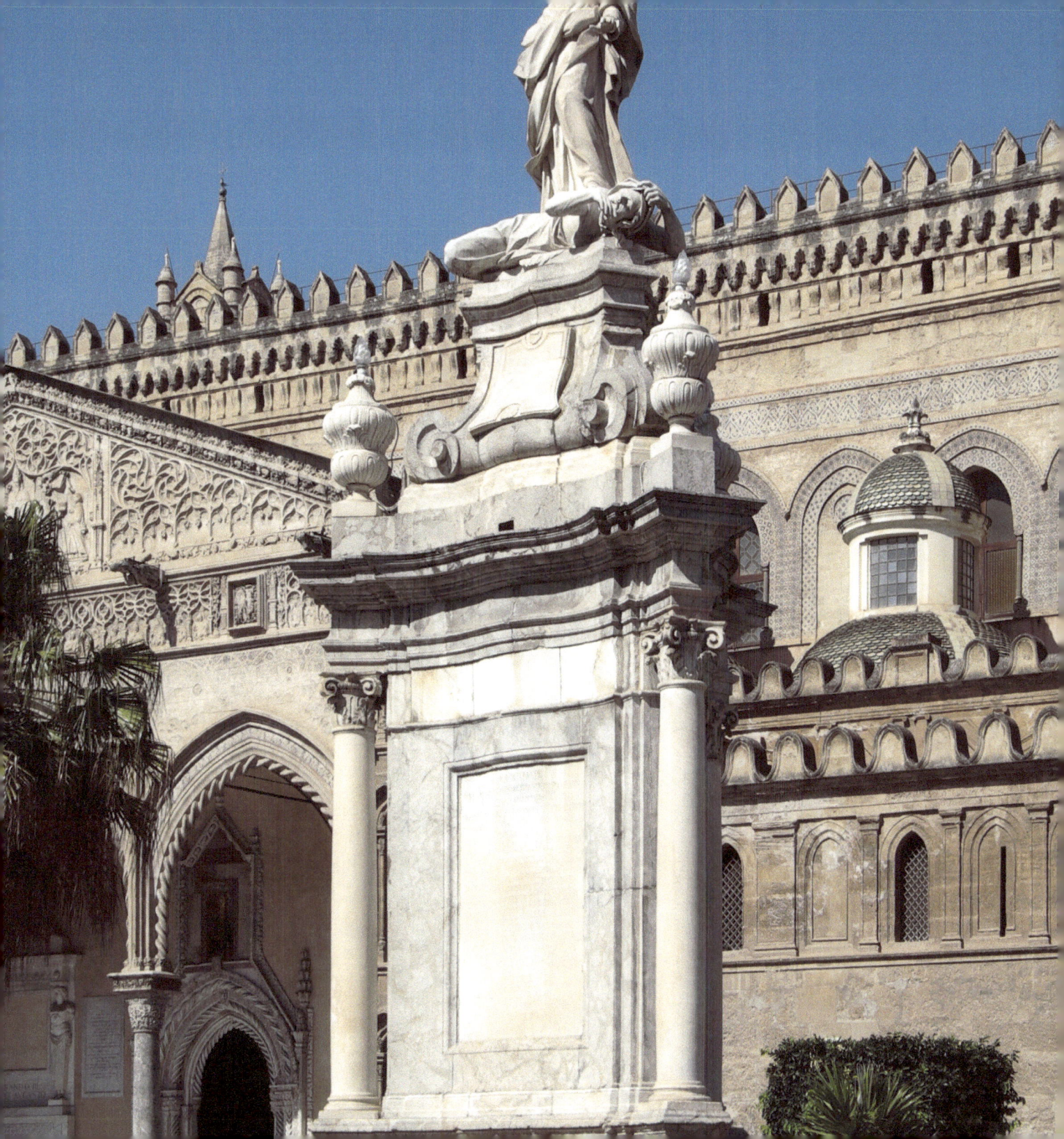

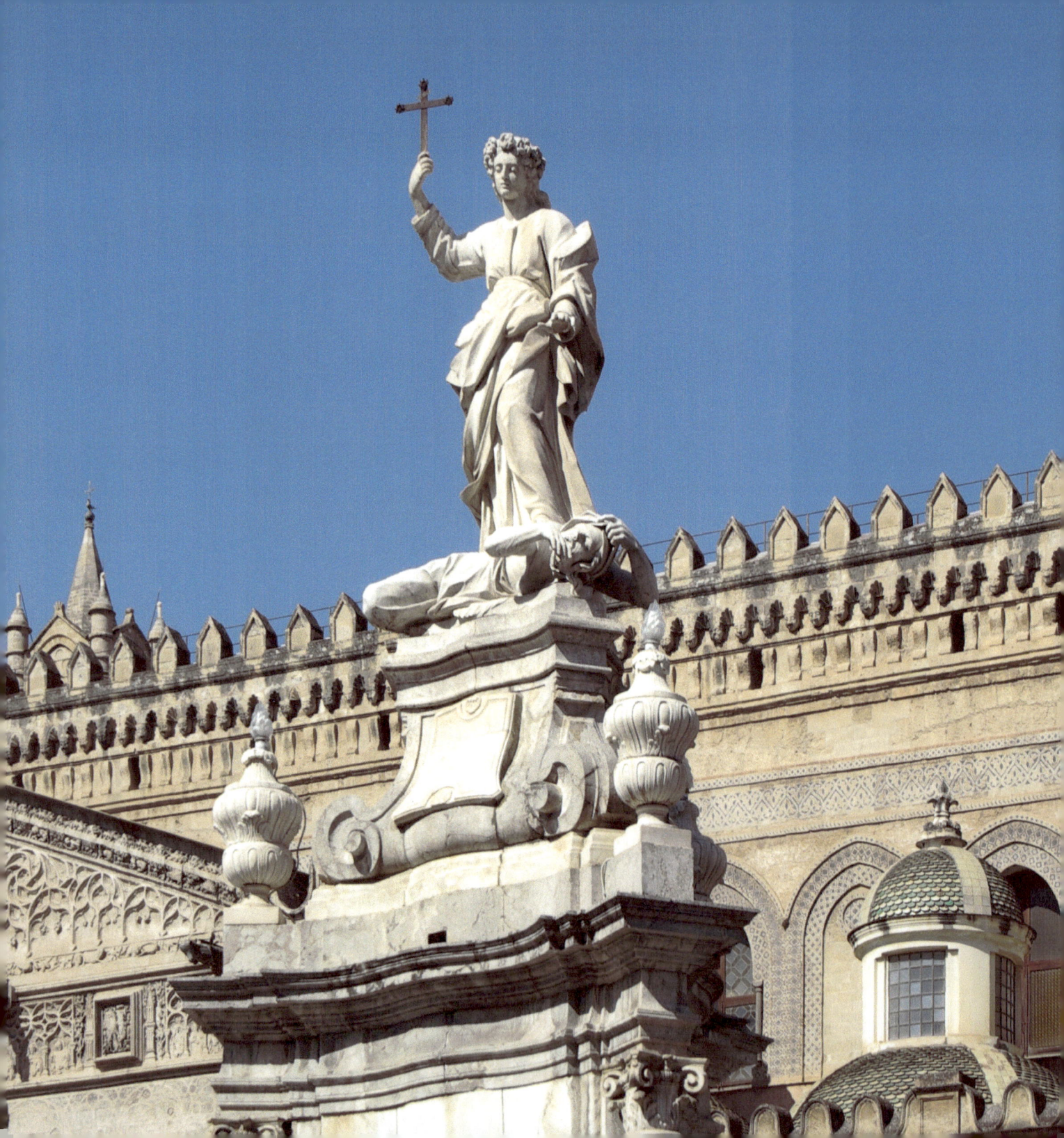

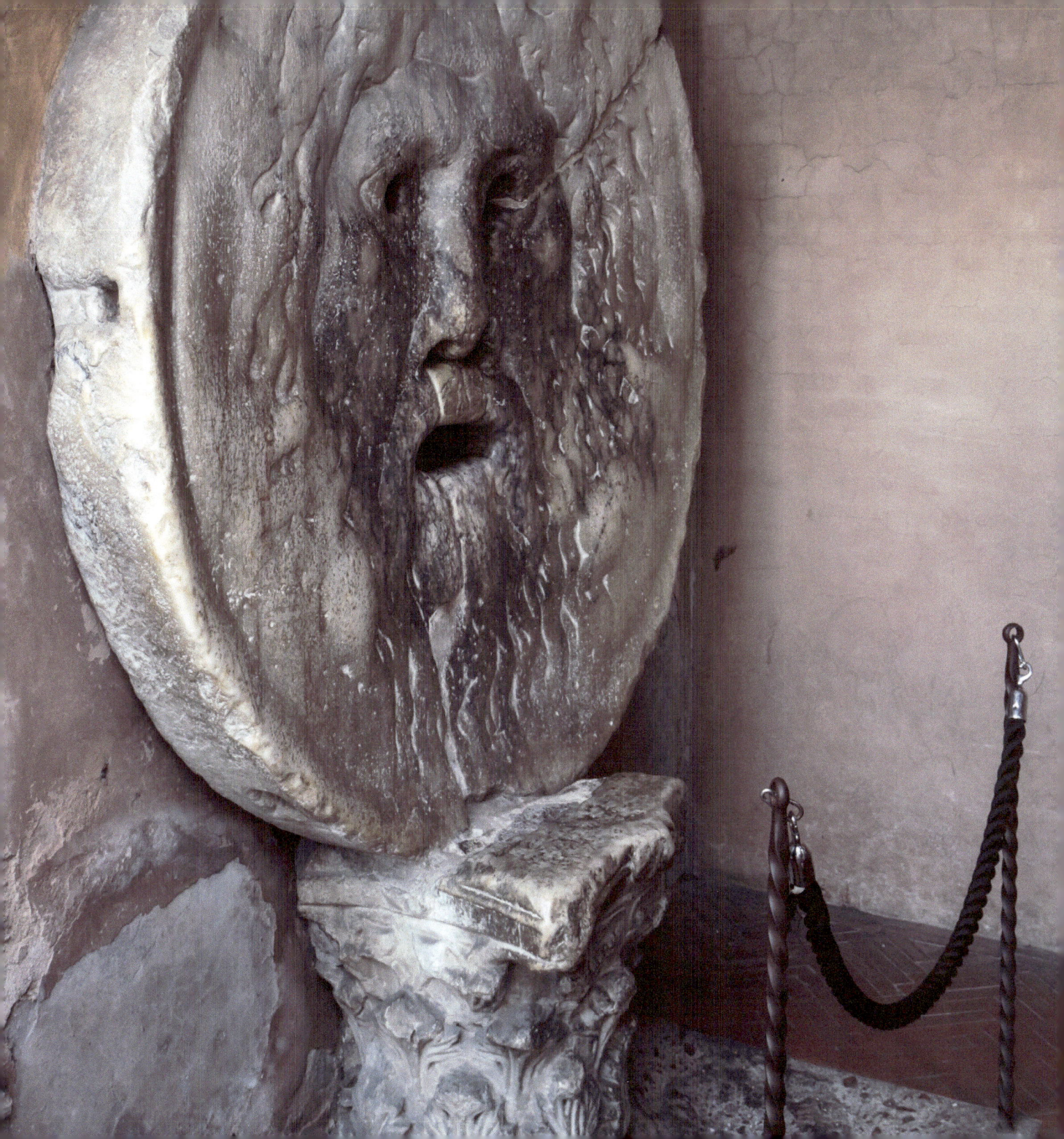

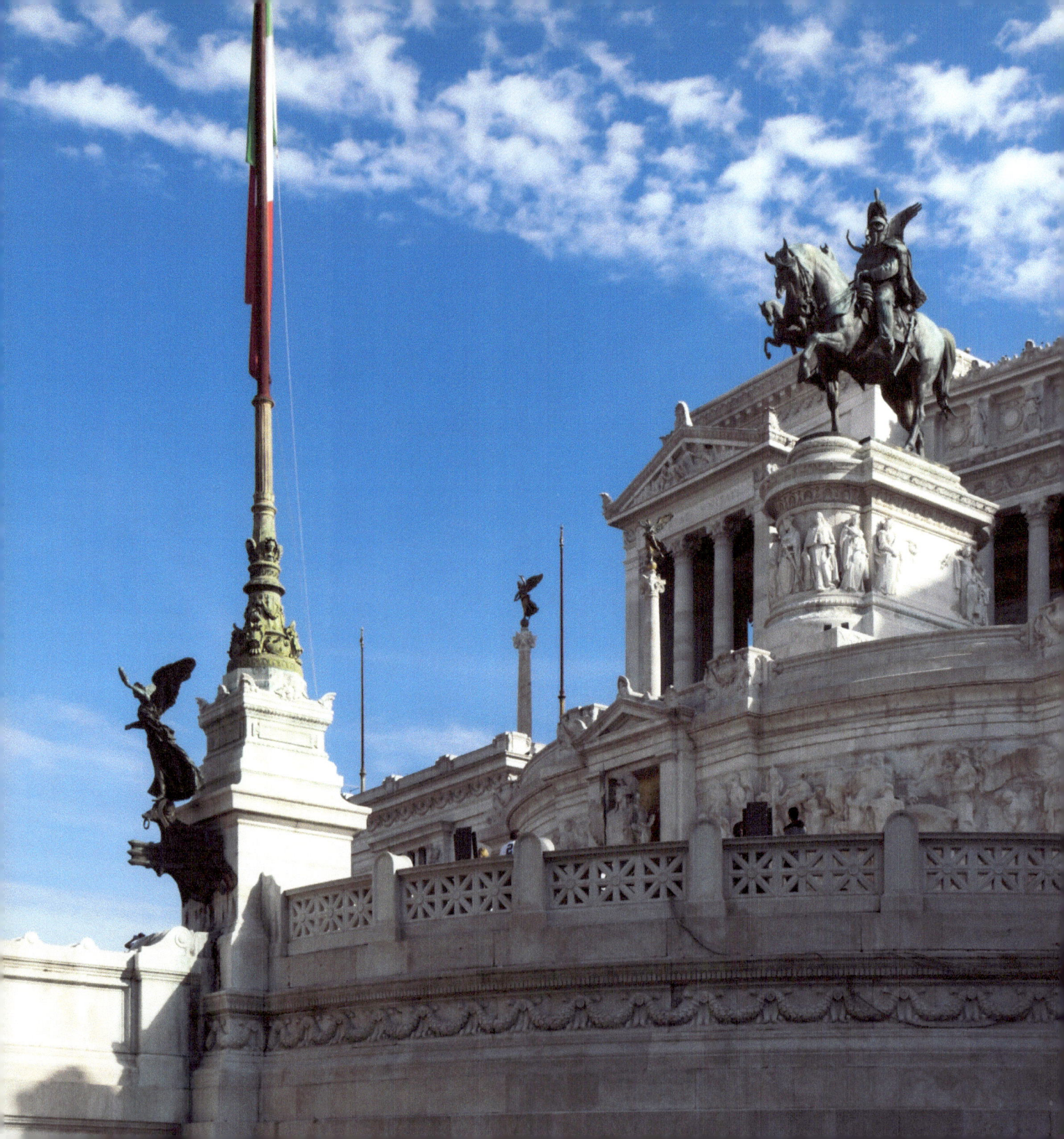

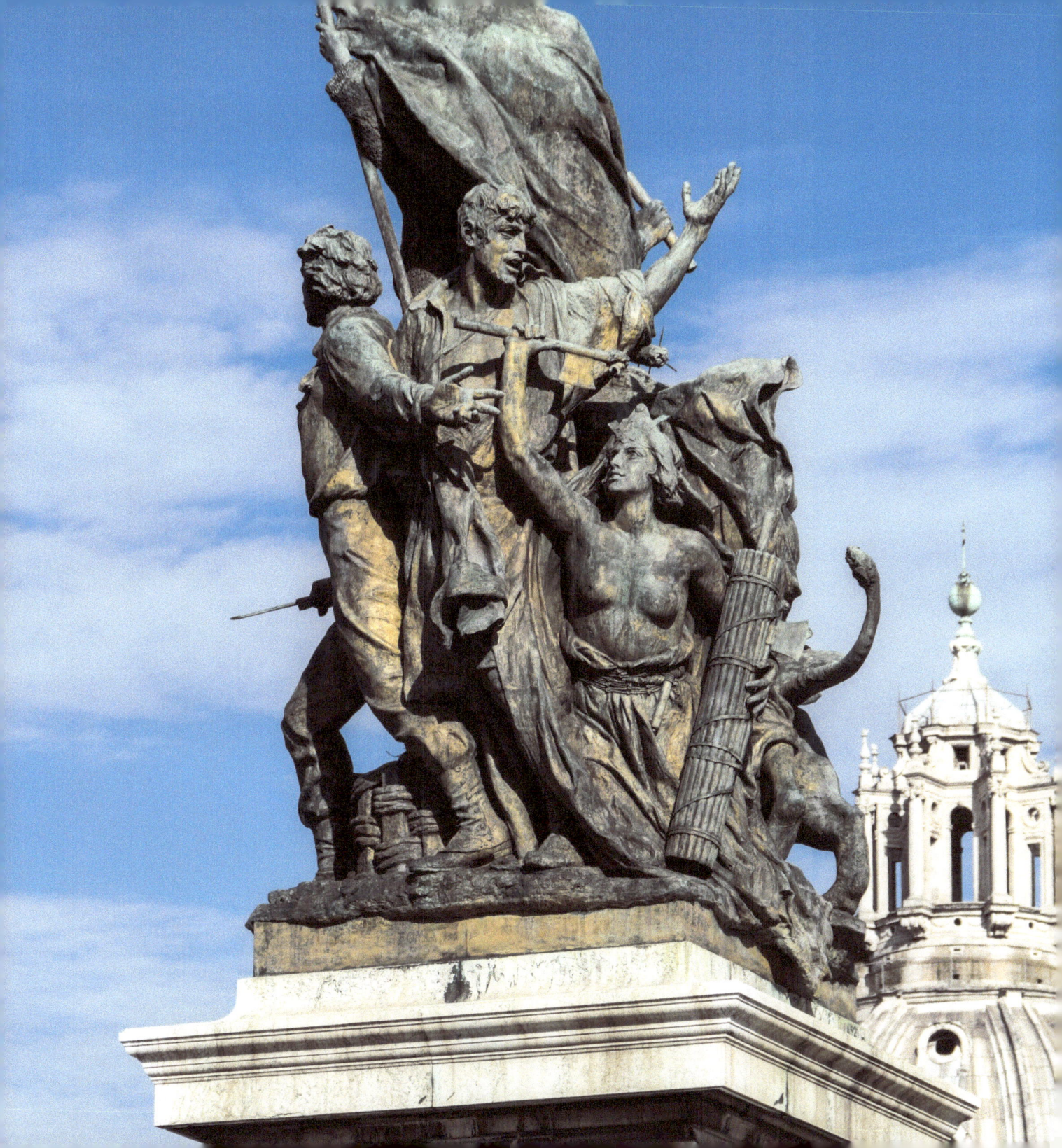

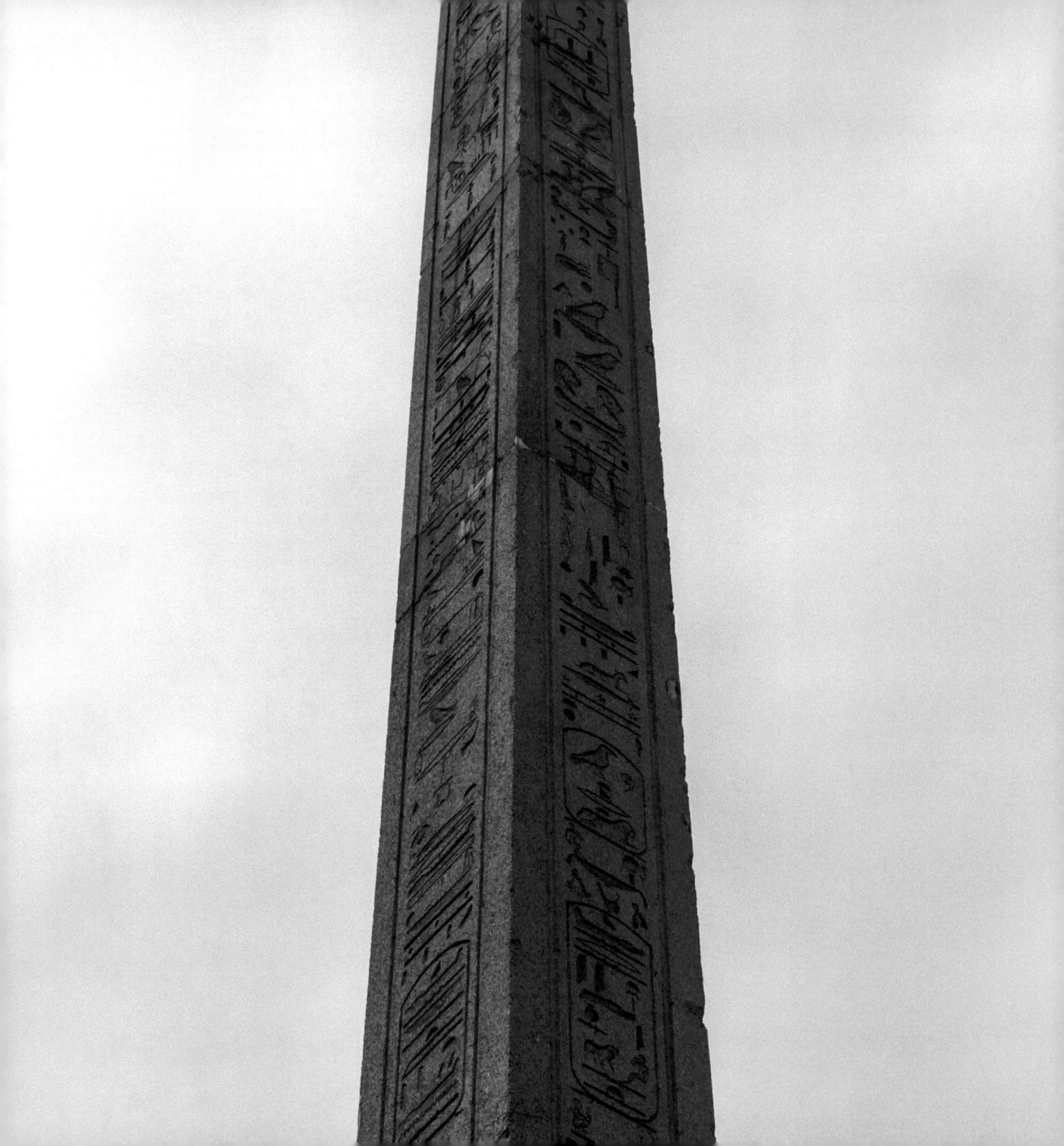

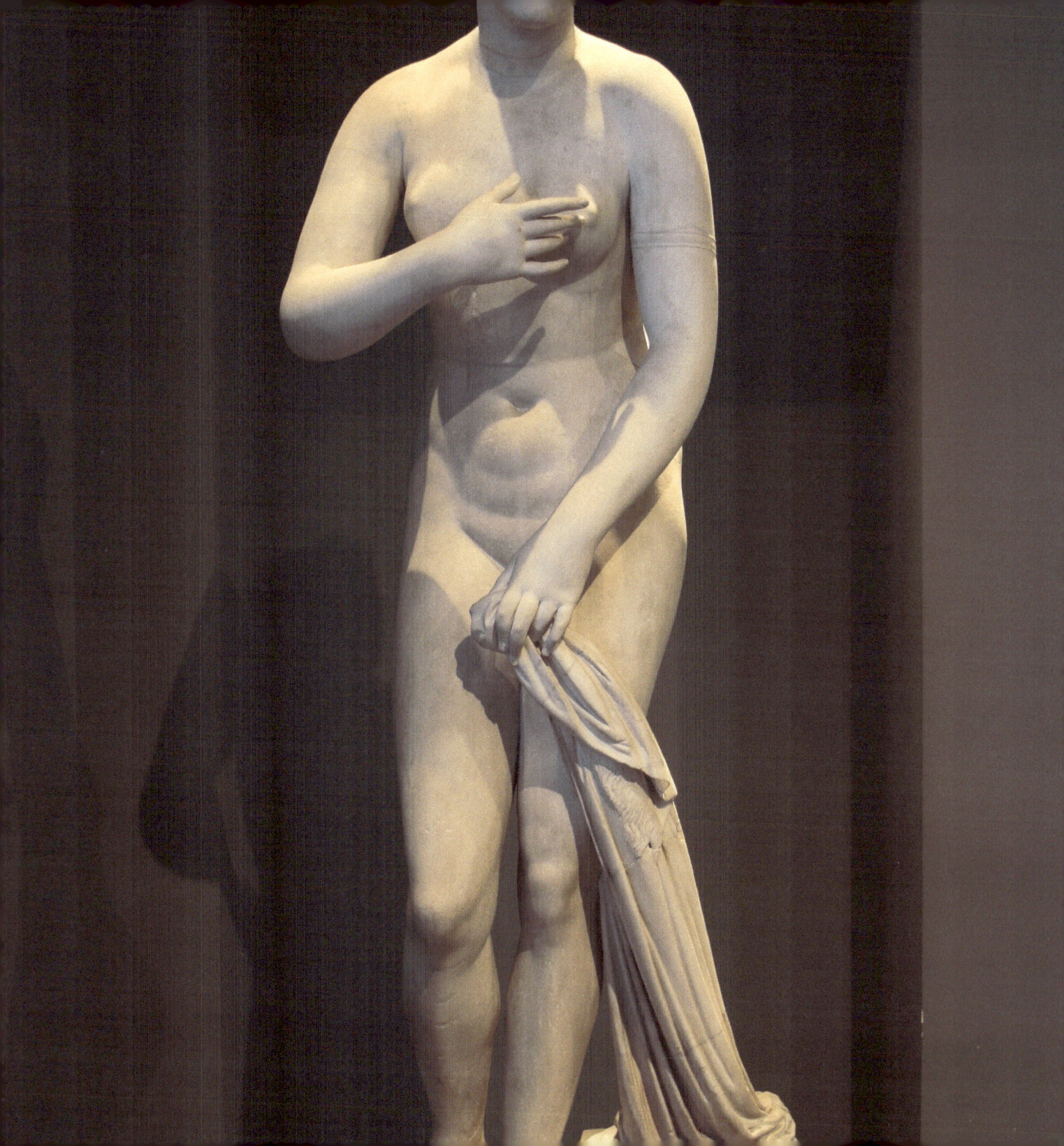

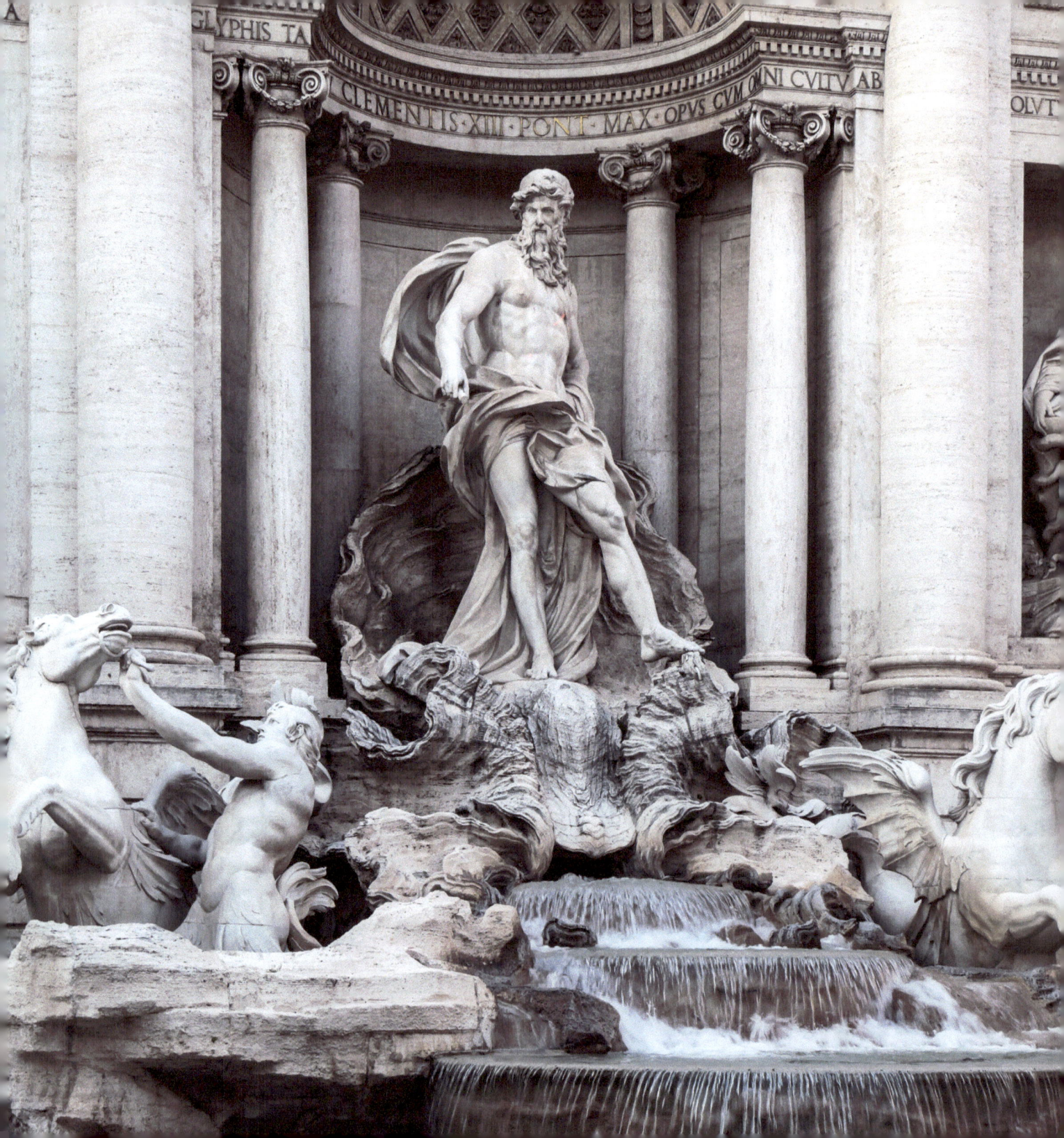

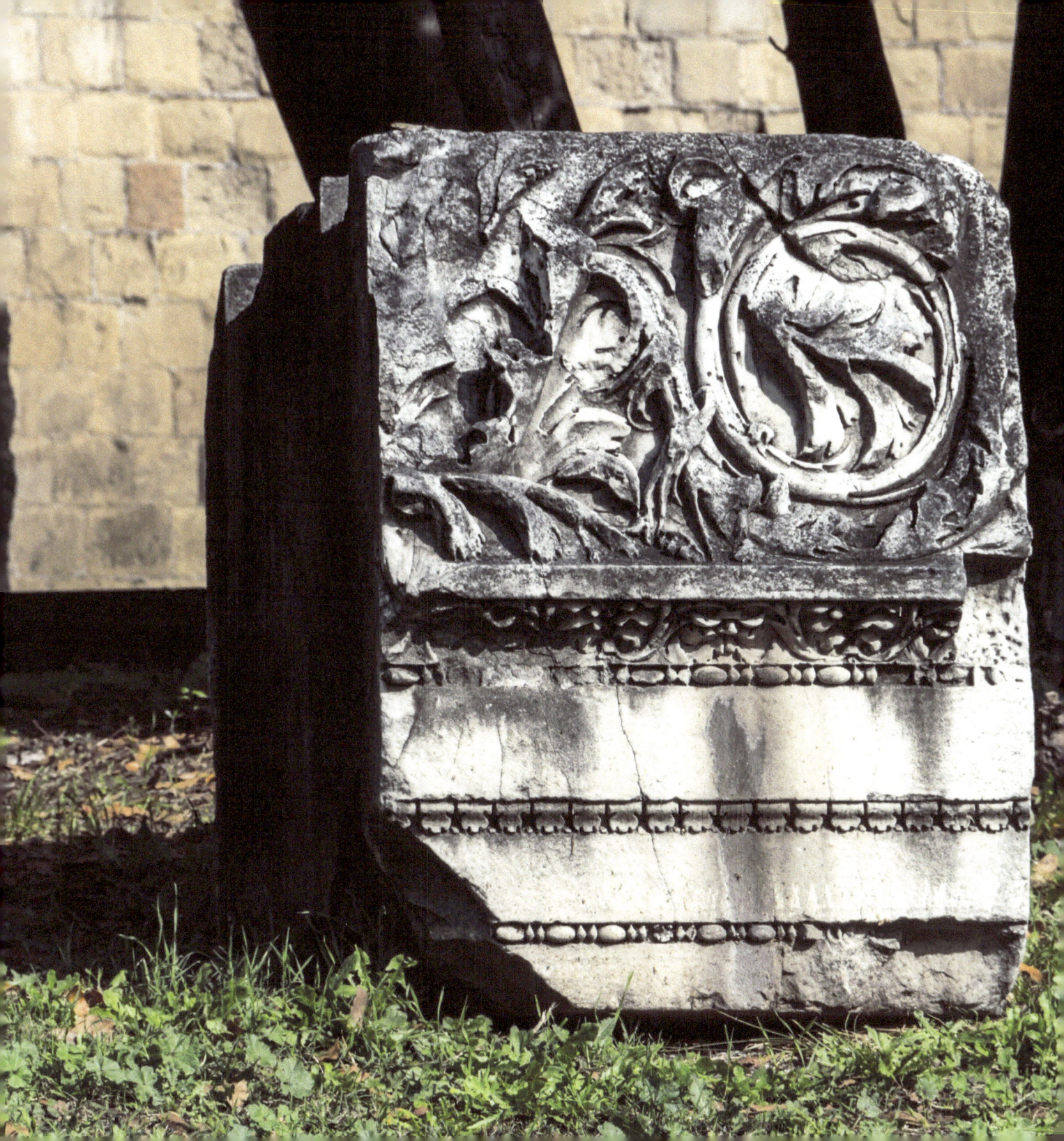

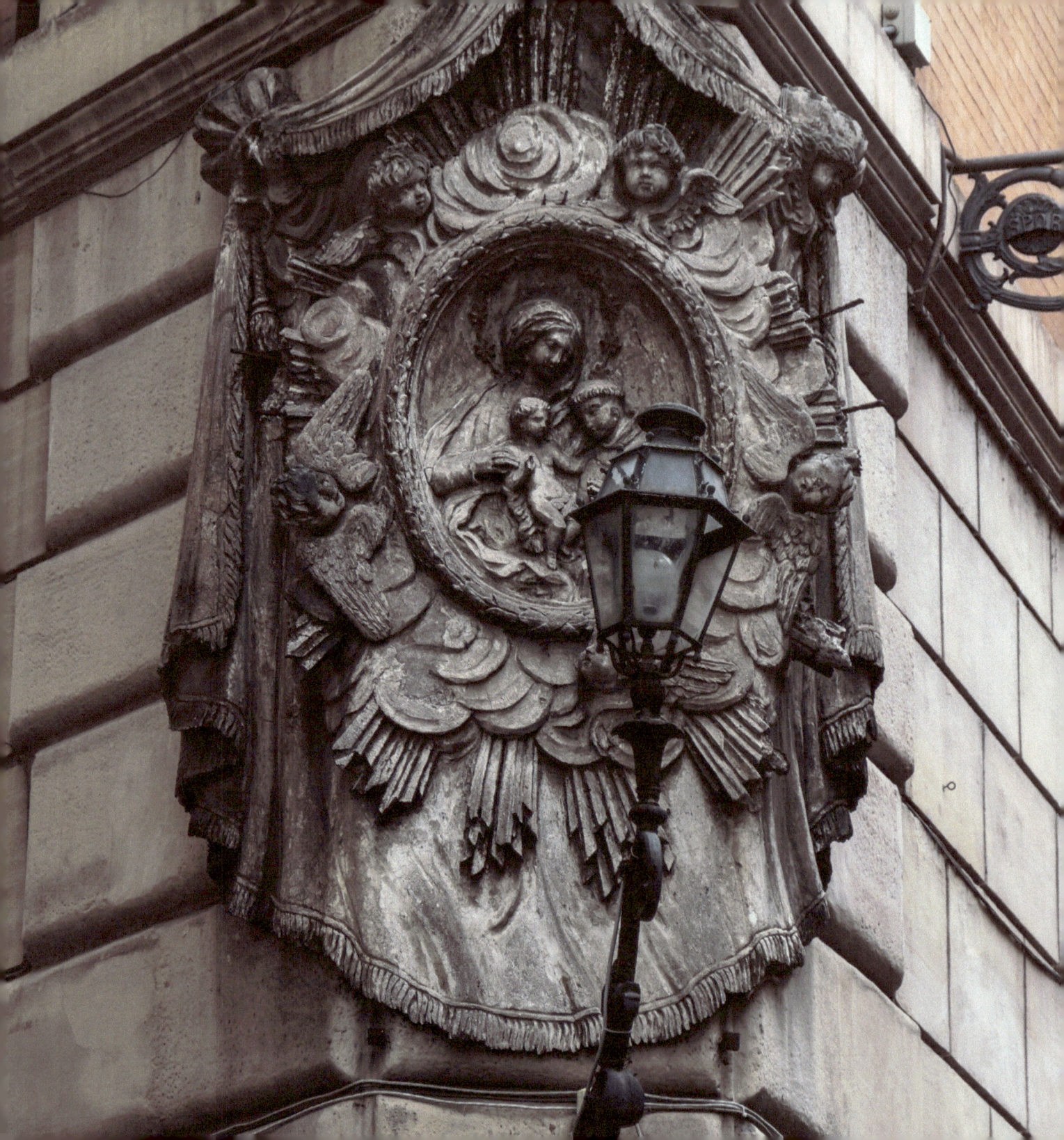

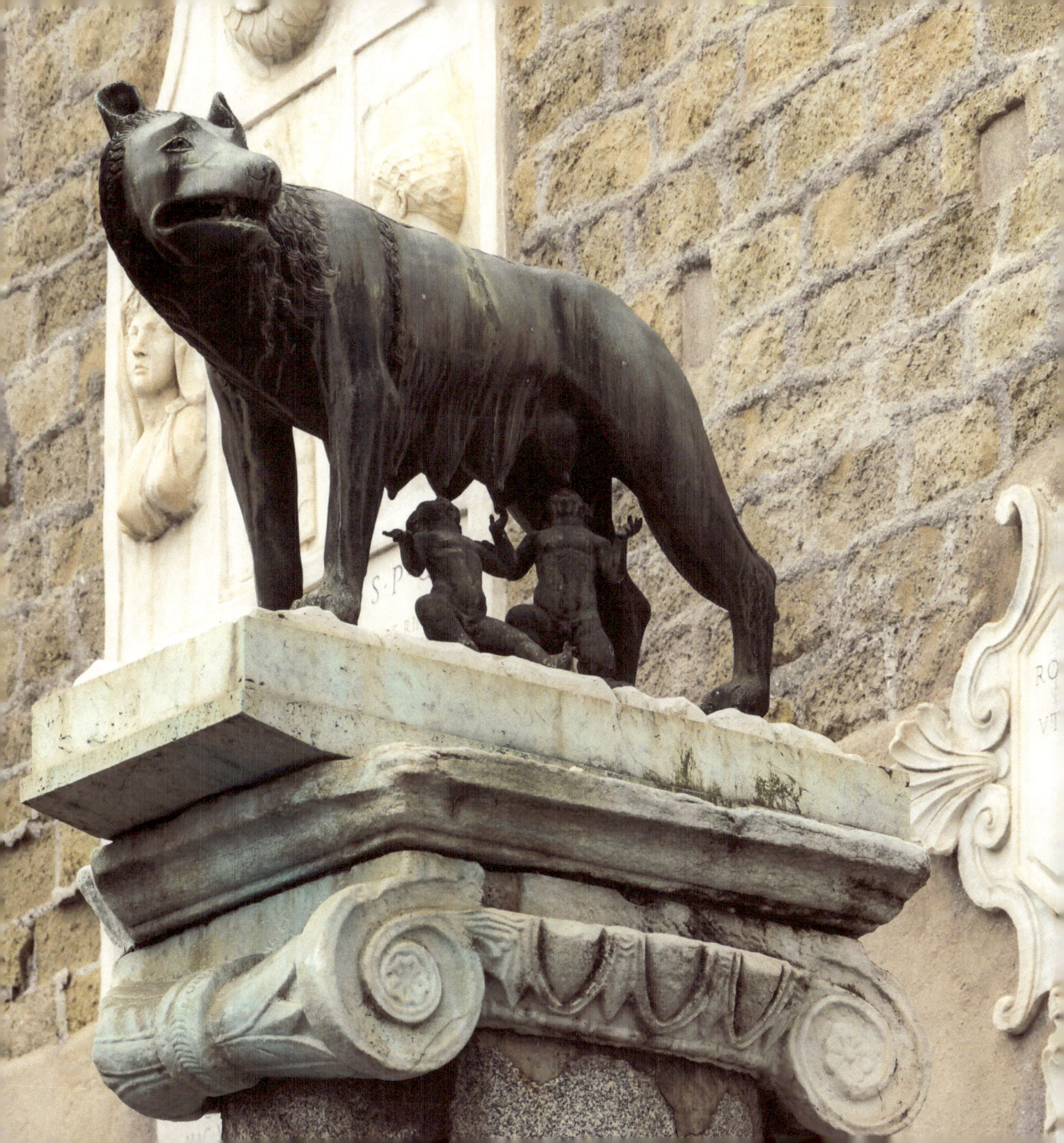

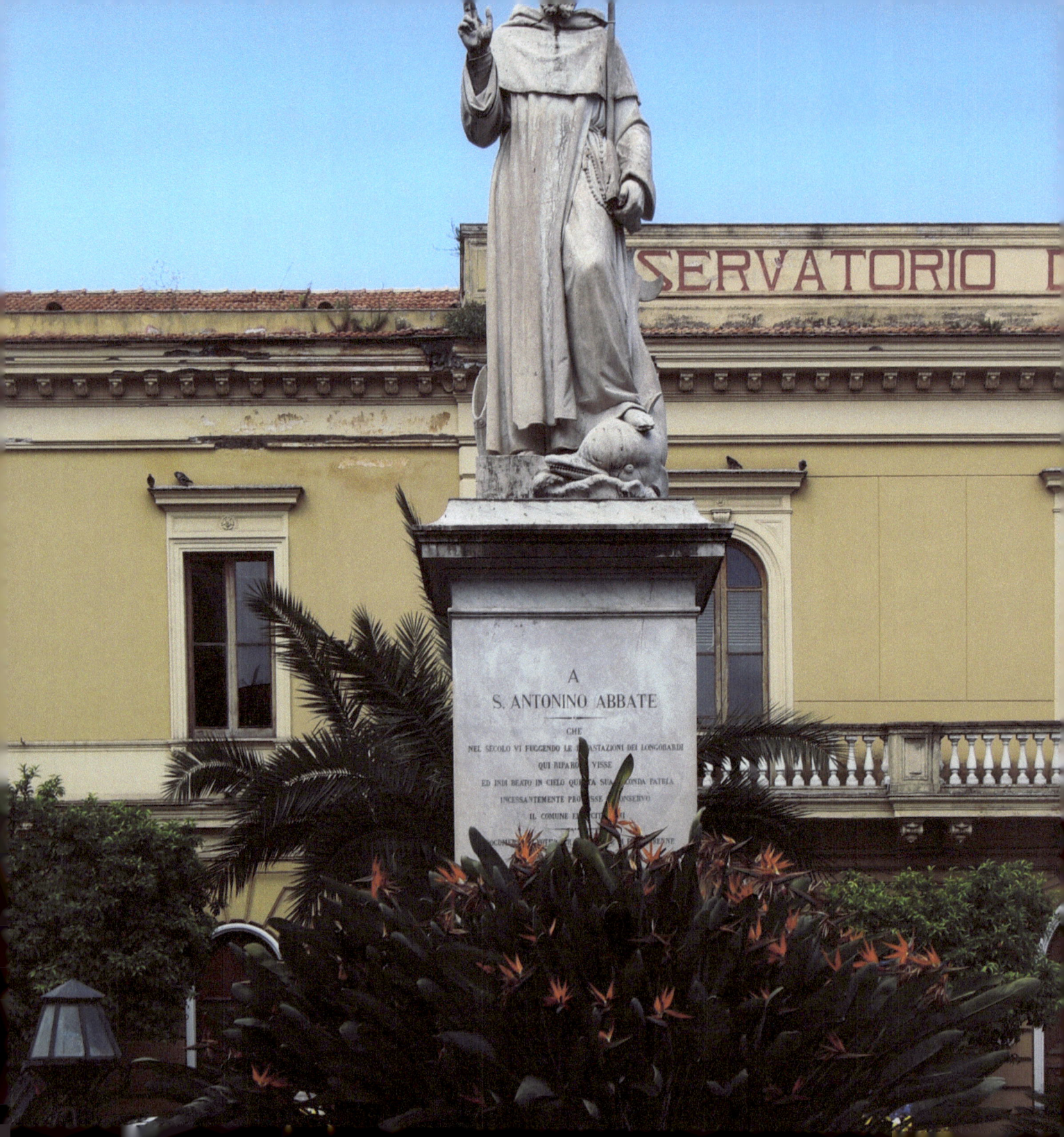

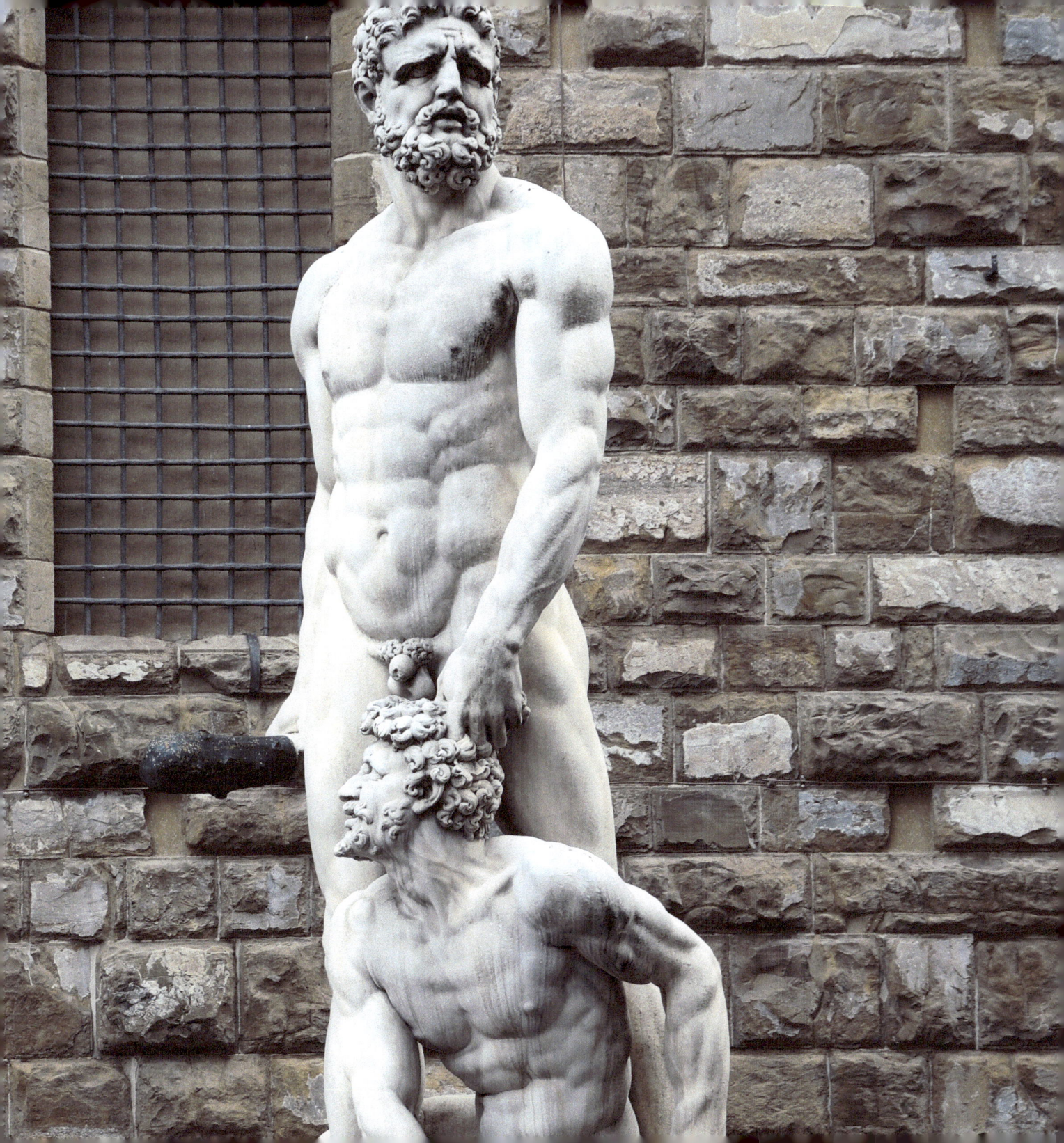

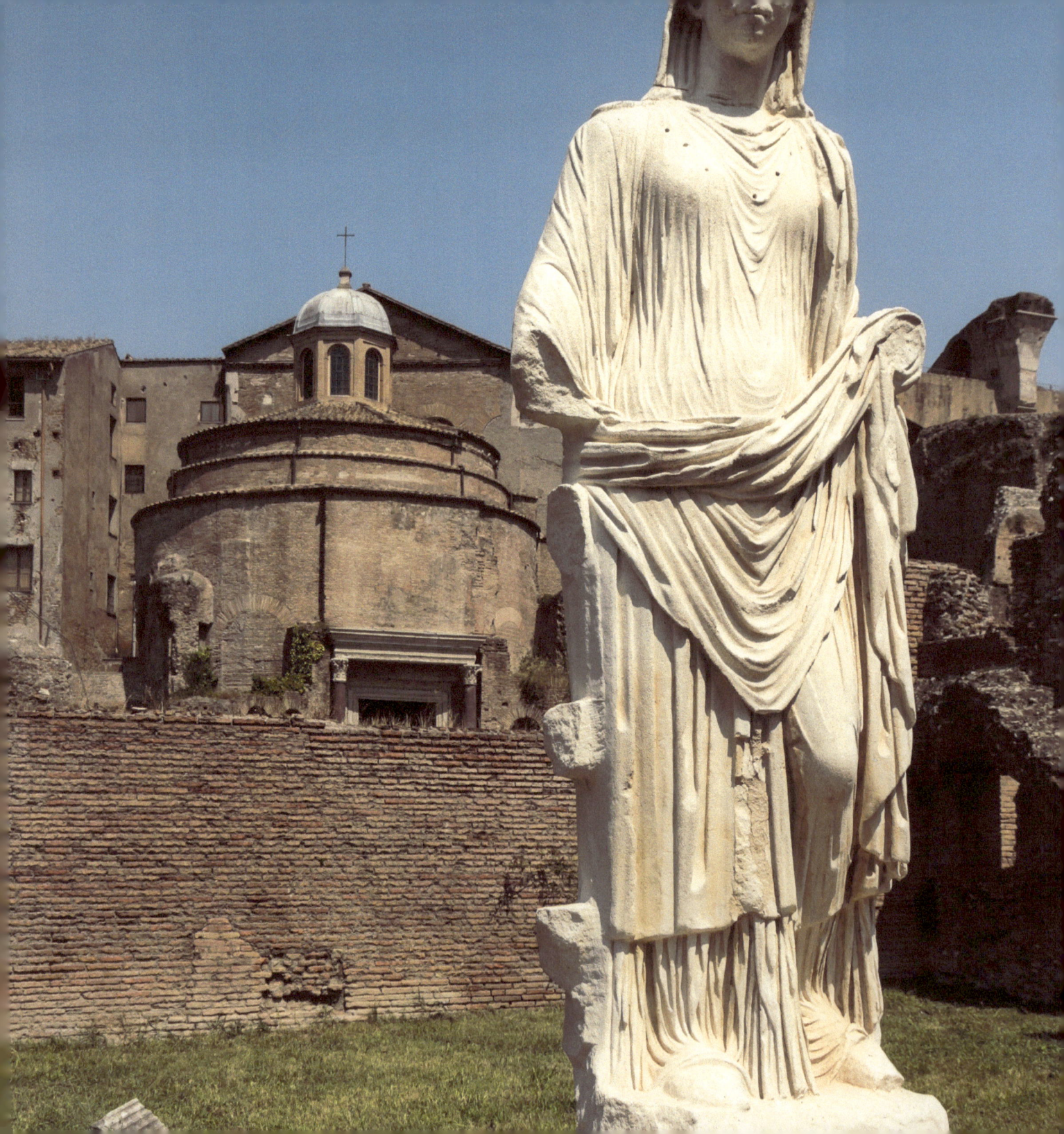

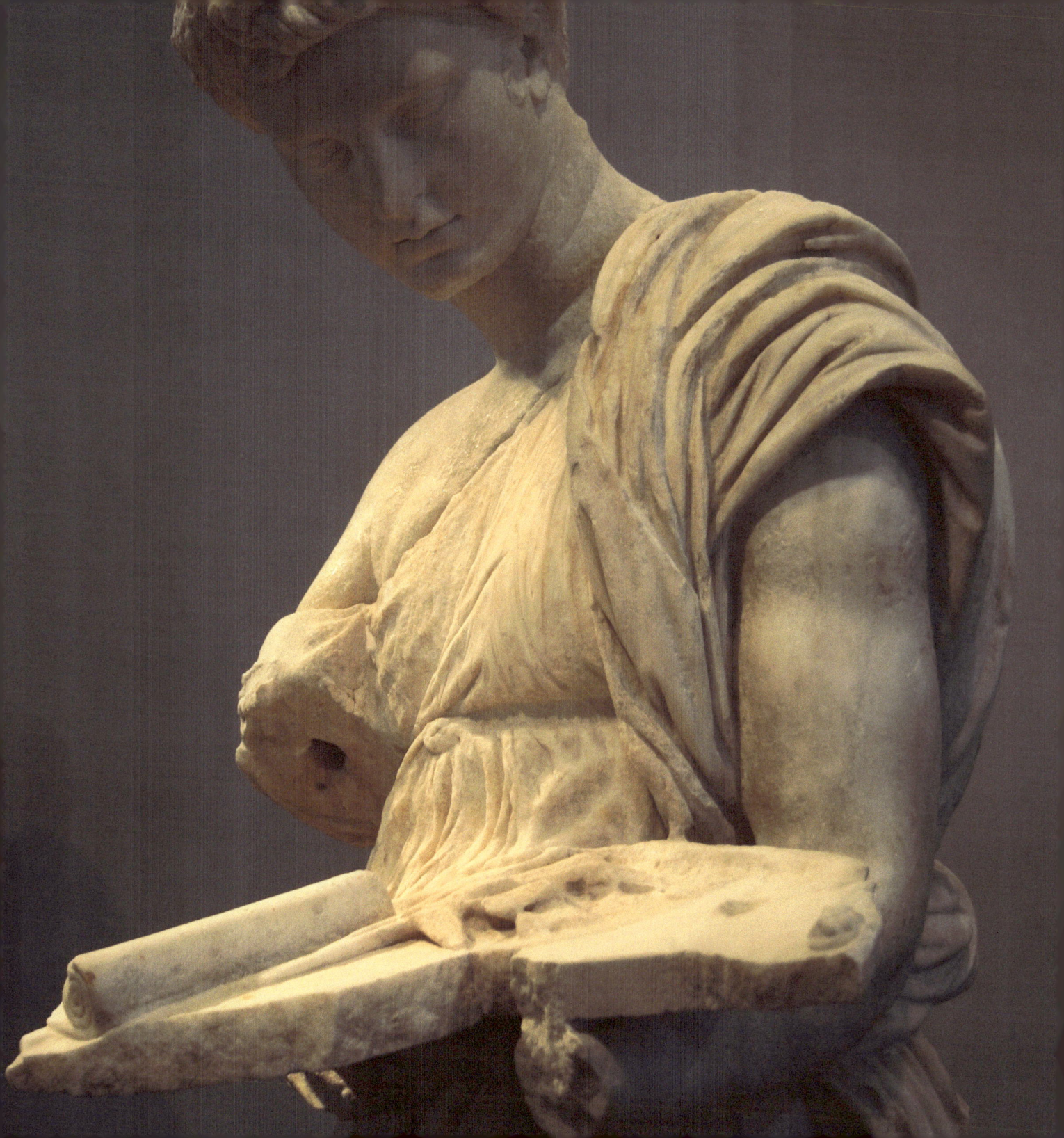

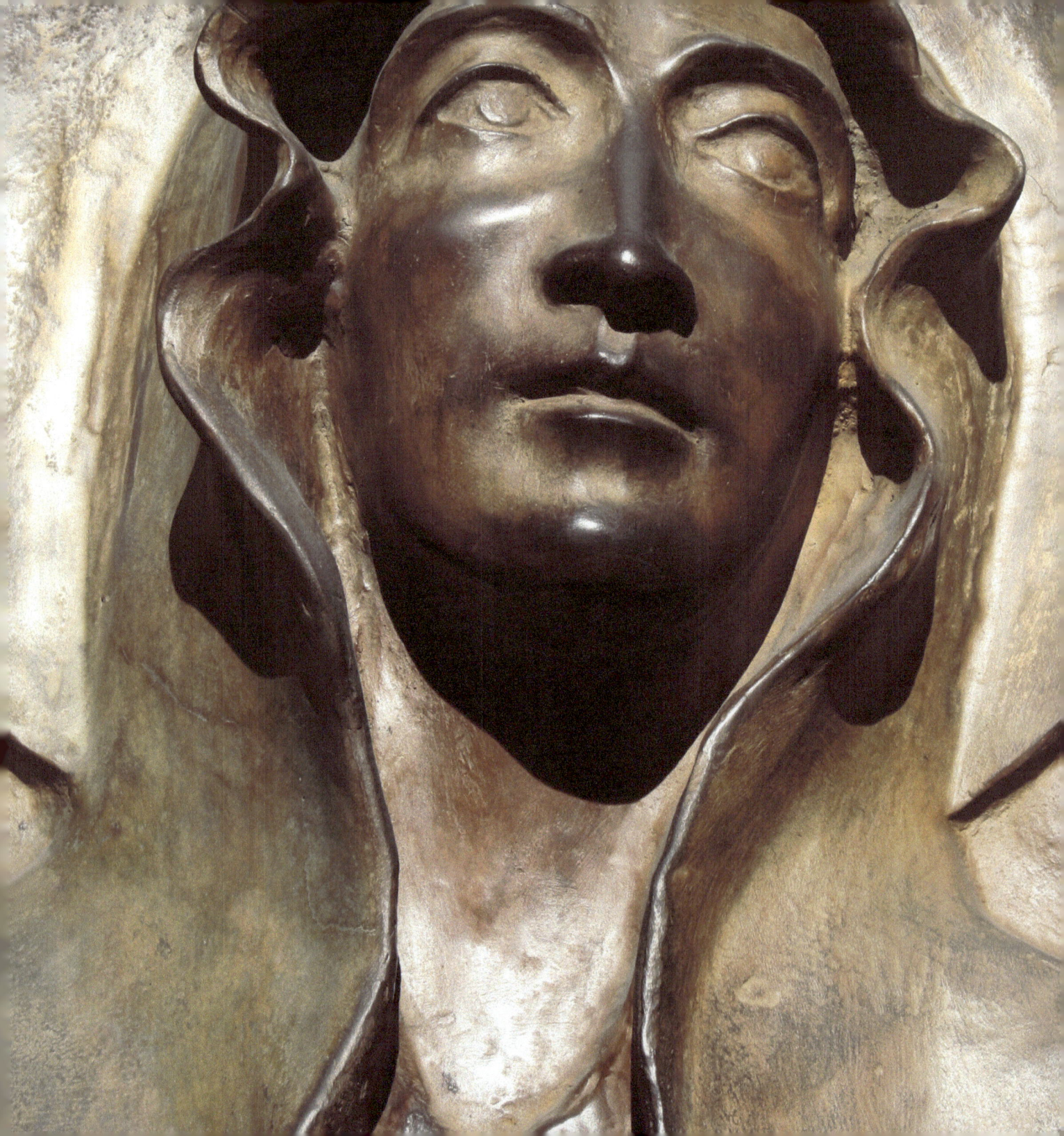

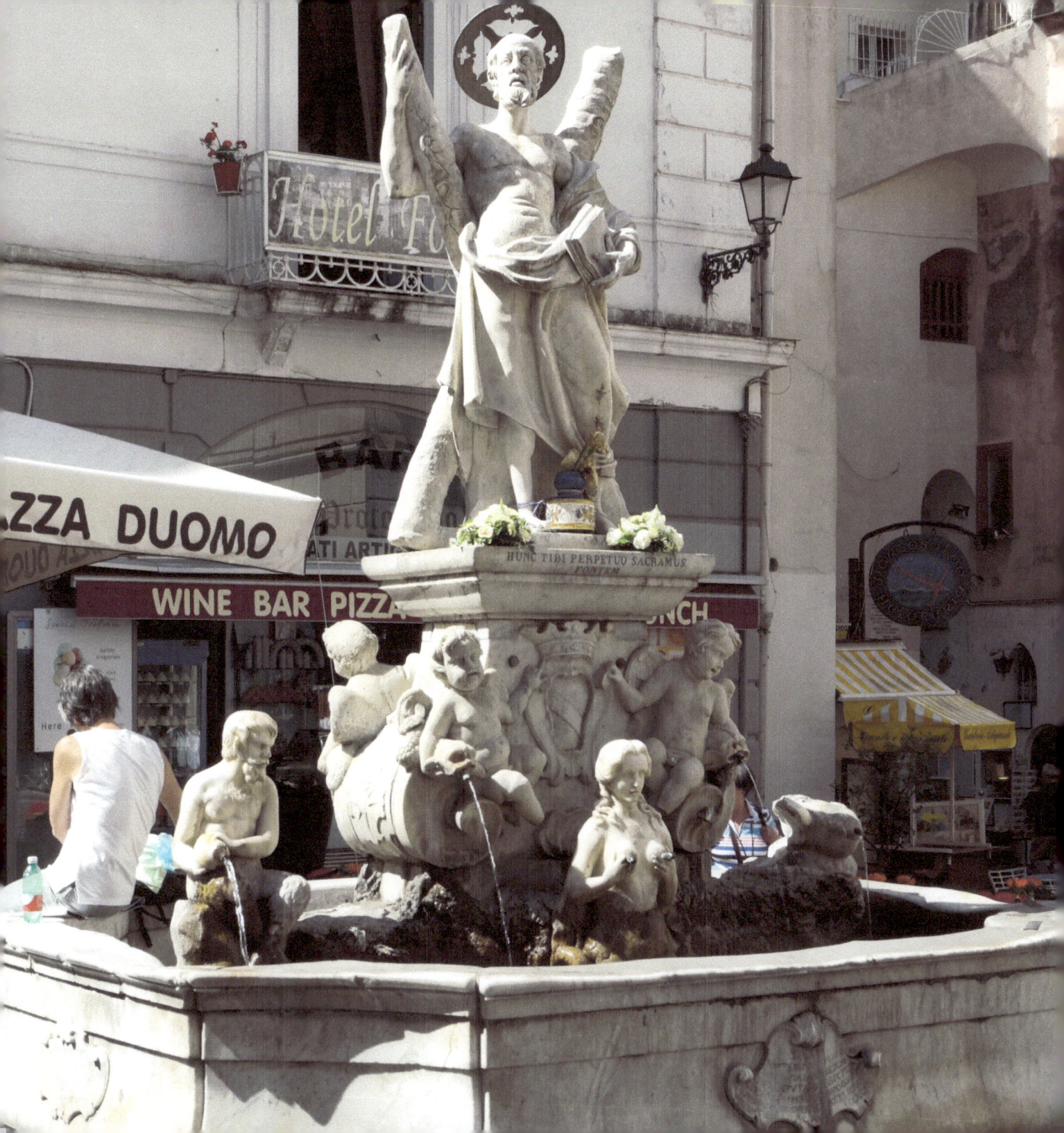

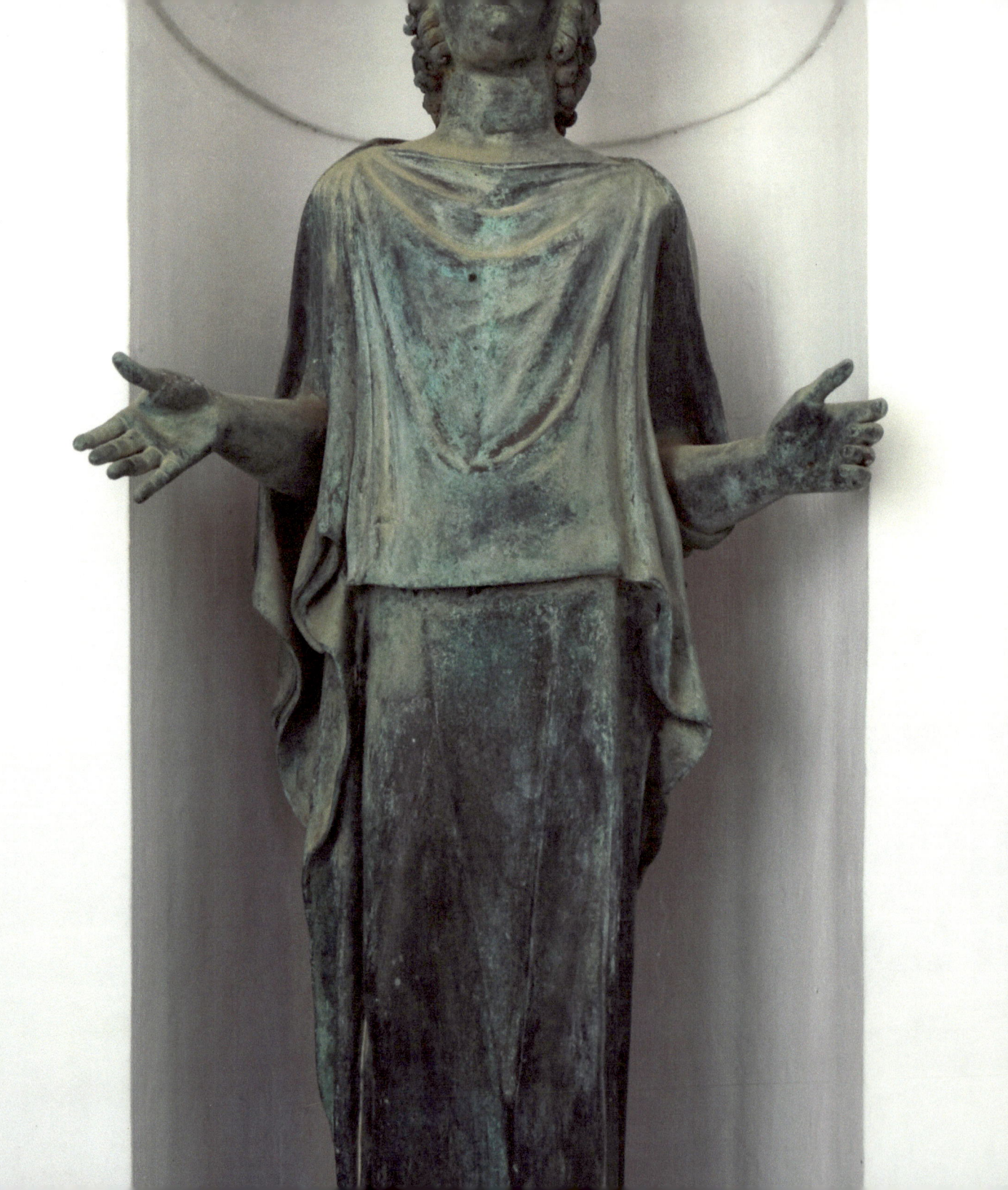